なぜ、
無実の医師が
逮捕されたのか

医療事故裁判の歴史を変えた大野病院裁判

弁護士 安福謙二

方丈社

なぜ、無実の医師が逮捕されたのか

医療事故裁判の歴史を変えた大野病院裁判

プロローグ

平成20年（2008年）8月20日午前10時、福島地方裁判所。

加藤克彦医師がまっすぐな背を見せて立つ。

鈴木信行裁判長は静かに言う。

「主文。被告人は無罪」

一瞬の静寂。

ドドッという腹に響く音。傍聴席の報道陣が一斉に立ち上った。ドンとドアが開く。

「無罪だ」

「無罪、無罪！」

ダダダッという靴音が轟き、無罪の叫び声とともに報道陣が走り出す。雪崩のような振動が背中越しに伝わる。叫びと振動は私の後ろの廊下を駈け抜け、裁判所の出入り口に向かう。

やった！　勝ち取った。

加藤先生。

と視線を向けた。

裁判長に促され加藤医師は着席。そのまま前を向いて微動だにせず判決を聴いている。

その時、医師の首から頭にサアーと赤みが上った。

ああ、今彼はあふれそうな思いを押し殺している。

無罪が確定しても、亡くなった女性患者は帰ってこない。

この重荷は一生負っていくしかない……厳しい人生が始まることへの覚悟。

判決言い渡し後の記者会見で加藤医師は、

「私を頼ってこられた患者さんの期待にこたえられず、申し訳なく思っています」

と深く深く頭をさげた。

平成20年の判決より4年前、平成16年12月17日。福島原発から30キロの福島県立大野病院で、ひとりの赤ちゃんが誕生し、「小さな手ね」と我が子の無事を喜んだお母さんがその直後に、亡くなった。

1年をおいた平成18年2月18日、手術を司った産婦人科医師が逮捕された。

もくじ

I 逮捕

Ⅱ 裁判

I
逮捕

平成18年（2006年）2月20日

その日は週明けの月曜日だった。朝10時、一本の電話が入る。

医療界で活躍している旧知の友人、中村十念氏からだった。

「先週の土曜日（2月18日）に福島で産科の医師が逮捕された。知っているよね。この医師の弁護をやってほしい。その医師の恩師である教授からの依頼だ。加藤先生の弁護頼むよ」

私は絶句した。

先週末の小さな新聞記事、「福島で妊婦が亡くなった事件で産科医師逮捕」が刺のように心にひっかかっていた。だが、まさかこの私がその弁護を依頼されるとは。

ようようのことで答える。

「わかった。とにかく、何らかの対応はするよ」

それが精いっぱいだった。

中村氏と私は「医師の過重労働」「医師法21条を含む医療事故の刑事事件化」への共通の問

題意識を持っていた。そして、私は、まさしくそのテーマを掲げたシンポジウムを1ヶ月後の3月18日に開催すべく、準備に没頭していた。

その一方で、中村氏と私は医師が刑事事件に巻き込まれた時に、弁護士が医師を支えるシステムを構築しようと、準備活動に入ってもいた。

この前提となったのは、私が医師、弁護士たちと医療刑事裁判を勉強する「判例研究会」を何年も続けてきた積み重ねだった。

おおよそ月一回、医療にかかわる刑事事件判例を、医師と弁護士が共に議論する勉強会を開いてきた。

だから事件の依頼がくるのは不自然ではない。そうなのだ。

だが、まさか私に？

現実となると驚くばかりで、胸騒ぎがおさまらない。

土曜日の新聞を取り出し、富岡警察署とあるのを確かめ、行き方を調べた。

東京駅から常磐線でいわき、いわきから在来線に乗り換えて大野まで特急を使って3時間半。最終列車は20時か。

接見に通わなければならないのに、両下肢機能障害を持つ私がひんぱんに通えるだろうか。泊まり込みになることも多いだろう。

対応可能だろうかと途方にくれる。

短期間に勝負を迫られる刑事事件。集中力が必要だ。大きなエネルギーがいる。

従来の仕事に加えて3月に迫るシンポの準備で手いっぱい、目いっぱい。それでなくとも、体力的にもギリギリだ。私は自分に問いかける。

大きな医療刑事事件がどんなに大変か知っているだろう？

ここは小さな事務所でまるで戦力が不足じゃないか。

目の前に迫っているシンポは、主催する側だから、絶対、抜けられないぞ。

成功させねばならない。だから手は抜けない。

もうひとつ。

事件は産科で起こったのだ。経験がない。産科のことはお手上げだ。まったくわからない。


小一時間、できないことを数え上げ、うなりながら悩んだ。

引き受けたらヤバイぞ、臆病者の直感が告げる。

なんとか逃げたい。思いあまって、医療訴訟専門家として高名な弁護士の何人かに連絡をする。

「大野は遠いから無理ですね」

「今、余裕がなくて」

つぎつぎと断られた。

一刻も無駄にできない。引き受けるにせよ、受けないにせよ、できるだけ早く加藤医師と接見しなくてはならない。

するといわき市には私と司法研修所同期の、大谷好信弁護士がいると思い出した。大谷さんに電話する。

多忙で、いつ電話しても事務所にいたためしのない大谷さんが、いきなり、電話口に出た。

こんな時に、彼が出た！　ホントウに回り出すのか。

大谷さんに「加藤医師に接見してほしい」と頼む。

「あんたがやれと言うならやるよ。明日朝、8時30分に接見してくるよ」

あっさりと、大谷さんは快諾してくれた。

思わず、息をついた。

弁護活動の第一は、すぐにも接見すること、その後も、毎日といっていいぐらいに接見し続けること。その態勢を整えること。

依頼者の気持ちを支えることから、弁護活動は始まる。


医師は生まれて初めて逮捕された。

手錠ばかりか、腰縄を打たれて移動させられる。逃亡防止や自殺防止のためとして、ネクタイ、ベルトは取り上げられる。自尊心が粉々に砕かれる思いをしたであろう。

逮捕され身柄を拘束されると、どんな人でも激しく動揺し、多かれ少なかれ、精神的な安定が崩れてしまう。異次元の世界に来たように、思考停止状態になる。それが、捜査側の狙いだと言ってもよい。

その状態の中で、狭い無機質な取調べ室に押し込まれ、たった一人で、入れ替わり立ち代わり警察官や検察官からいつ終わるともしれない取調べを受ける。

警察官、検察官は取調べのプロ。自白させるテクニックも恫喝の仕方も心得ている。「患者が目の前で亡くなったんだぞ。なんにもなくて人が死ぬか」「きちんとやっていたら、死ぬわけないだろう。何を隠してんだ」「人殺しだぞ」「きちんと、反省しろ」「さっさと吐け！」

医師が恫喝される場面が目に浮かぶ。

同じことを繰り返し聞かれ、少しでも違うと厳しくそこを突かれる。犯罪者と決めつける尋問、それがいつ果てるともわからない中で、何時間も続く。心は押しつぶされる。

冷静な時は、相手がどんな意図で質問しているのかがわかる。

だが、警察の拘束、監視下に何日も置かれ、非日常の時間のなかで思いもつかないことを聞かれ続けると、頭の中を引っかき回されるような状態になる。相手がどういう意図や目的で聞いているのか、自分に不利なのか有利なのか、判断する力が奪われていく。

答えても、自分が何を語っているのか判然としなくなってくる。

その状態に人を追い込むことこそ、それが、「日本における取調べ」であり、強制捜査（逮捕、勾留）の目的の一つなのである。こんな野蛮な取調べは、まともな先進国では許されない。しかしこれが、日本の刑事司法の現実である。

警察、検察の思い通りの供述調書を作り出され、冤罪が生み出されていく余地は、いつでも、いくらでもある。

逮捕された医師を心配しつつ、大谷さんに接見を頼むことで弁護活動が動き出した。

2月20日、午後
事件報道にミスという字が踊る

昼ごろから、さまざまな情報が入ってきた。情報といっても事件を報道した新聞記事ばかりで、肝心のカルテは出てこない。

やがて、カルテも手術記録も、記録類は警察が押収していって何もない、そのコピーもないことがわかってきた。

いったいどうするんだ。

カルテがなくては、何がなんだかわからない。状況が見えない。

新聞記事1

福島県大熊町の県立大野病院（作山洋三院長）で04年12月、出産の際に帝王切開手術を受けた女性（当時29）が医療ミスで大量出血して死亡した事故があり、福島県警は18日、同病院の医師加藤克彦容疑者（38）＝同県大熊町＝を業務上過失致死と医師法違反の疑いで逮捕した。容疑を一部否認しているという。

調べでは、加藤容疑者は04年12月17日、同病院に入院していた同県楢葉町の女性の帝王切開手術を担当。手術前、子宮に癒着していた胎盤をはがすと大量出血し、女性に命の危険が生じる恐れがあると認識しながら、胎盤を無理にはがすなどして死亡させた疑い。また、変死にもかかわらず、24時間以内に警察署に届け出る義務を怠った疑い。

（2006年2月18日付朝日新聞東京版）

新聞記事2

県病院局によると、加藤容疑者は、医師免許を取得して9年目の中堅医師で、2004年4月に同病院に赴任後、唯一の産婦人科医として年間200回の出産に立ち会っていた。しかし、「癒着胎盤」の状態で帝王切開がおこなわれたのは03、04年度、産婦人科がある四つの県立病院で今回のケースが唯一で、加藤容疑者も経験がなかったという。

県は昨年1月、専門医らで作る調査委員会を設置。同3月に、事故の要因を「癒着した胎盤の無理なはく離」「対応する医師の不足」「輸血対応の遅れ」などと結論づけ、遺族に謝罪していた。県は遺族と補償問題について交渉中という。

会見した秋山時夫・県病院局長は、警察へ届け出なかったことについて、「当時、医療過誤という判断はなかった」と釈明した。

（同年2月19日付読売新聞福島版）

処分とはなんだ？

新聞記事3

県は昨年6月、医療ミスを認めて、加藤容疑者を1ヶ月の減給（10分の1）処分にした。県は当時、「患者が亡くなるという重大な結果を招いたが、医学的にむずかしいケースだった」と説明していた。

（同年2月19日付朝日新聞福島版）

処分？　どういうことだ。半分勝負がついているじゃないか。

弁護人を引き受けたとしてもキツイ闘いになるぞ、という思いがわいた。

新聞報道には、県は医療ミスを認め、加藤医師を1ヶ月の減給（10分の1）処分にしたとある。事故直後に県は事故調査委員会をつくり、委員会の報告を受けて遺族に謝罪し、そしてその上で加藤医師を減給1ヶ月の行政処分にしていた。

県はその道の専門家を集めて、調査をして報告書を作ったはずだ。
そして報告書では、医師にミスがあったとしている。
その報告書を、裁判でくつがえすことができるのか。
それはかなり、いやいや、絶望的にむずかしいのではないか。
はやっていた気持ちがスーッとしぼんでいく。

そもそもお産は病気ではない。入院はするけれど、無事子どもを連れて退院するはず。その母親が急に亡くなった。昔ならいざ知らず、現代の医療体制で亡くなるなんて……。誰もがあり得ないこととととらえる。医療側を責めたくもなる。

調べてみたら平成17年（2005年）の統計では、126万の出生数に対して出産時に亡くなった女性は62人。やはりお産は女性の重大事なのだと知る。80代以上の高齢者は「お産は命がけ」と身をもって知っているが、今や、お産で一定数の死者がいるということを、理解している人は少ないだろう。

医学の進歩により結核で亡くなる人が少なくなったように、お産では、何かあっても手当をすれば乗り越えられるものだと思われている。

その世間の意識の延長線上で、警察が乗り出した。

警察が業務上過失致死の罪に問えるミスがあった、過失だと証明できると確信したからこそ、逮捕になった。

事故調査報告書が、逮捕への第一歩になったのだ。

この裁判を引き受けて、消耗していく自分の姿が目に浮かぶ。専門家がつくった事故調査報告書を、「これは違うんだ。間違っている」と証明することなんてできるのか？　できるとしたら相当な強者だよな。

ああダメだ、逃げ出したい、今なら逃げられると、弱気な気持ちに押し流されかける。

闘病ばかりの人生

医療過誤なんてあったってなくったって、それをピタッと証明なんかできるものではない。ぼくたち家族こそが並大抵のことじゃなく、医療の悲劇的な側面を引き受けてきた。

4歳で小児麻痺（ポリオ）にかかり、命と引き換えに両足の麻痺を背負った私。

母は、高熱を出した私に、当時流行していた小児麻痺を疑った。

「高熱の間にポリオの治療を開始しないと麻痺が残るとの話を聞いている、この子の高熱はあまりにも異常でいつもと違うから、これは小児麻痺ではないのですか」

と何度も医師に食い下がったそうだ。それでも、医師はペニシリンを打った。「医者を止められなかった」と、幼い私に母は、何度も謝った。母の悲痛な気持ちを思うと今も胸が痛む。

しかし、その後、お世話になった小児麻痺の専門医、五味重春先生から言われた言葉がある。五味先生はポリオウイルスの影響が胸のあたりにまで及んでいる兆候があったと診断された。

「ペニシリンをお尻に打ったことで、ポリオウイルスの影響が下肢に集中し、肺の機能への影響が妨げられたかもしれない。肺に及んでいたら、命が危なかったかもしれないね」

これが医学的に正しいのか私には、わからない。しかし、母は救われた。

父の死も入院中の唐突な、納得できない死だった。

その後は、25年に及ぶ母の不調が始まる。

母に四肢の拘縮と認知症状態が襲った。

3年は病院めぐりをしながら、炊事洗濯を含め私が自宅で介護したが、ついには、付き添いさんを頼んでの介護となった。数年後、母は正常圧水頭症と診断された。手術も選択の一つと言われたが、そのころには母の病状が悪く踏み切れなかった。現在、正常圧水頭症は、手術で治る可能性が高いと言われている。

自分自身も5回の手術を受ける。

振り返ってみると、なんという闘病や介護の人生だったかと思う。夢中で駆け抜けてくるしかなかったが、振り返るとその時代時代に、感動がきらめく。

母が死の淵から生還した時の、深い安堵。

私自身の心臓手術後に、正確な鼓動を感じた時は、「ああ楽だ」と光に包まれたような開放感があった。


一生、歩くことはできないだろうと4歳の時に言われた私が、医師や母の厳しいリハビリで小学生のころから少しずつ歩けるようになり、今は、車を飛ばして日本中どこまでも行き、弁護士という激務をこなせるようになった。渡米してロスでの裁判で闘うこともできた。

私ほど医療の恩恵を受けているものもいない、という実感もある。

医療は科学の最前線であり、人間が生きて行くうえの、一番大切なセーフティネットなのだ。

などつらつら考えるうちに、一瞬うとうとと。

ファックスの音にビクッと起きた。福島から新聞記事が送られてきた。

1人医長、年間224のお産

新聞記事4
同病院での出産件数は、04年度は224件。うち帝王切開手術をおこなったのは今回を含めて41件だった。むずかしい手術は県立医大から応援が来るが、ほとんどは加藤容疑者1人で担当してきた。「年間100件から150件が普通だから、かなり多いほう」（同局長）だが、胎盤が癒着したケースを扱うのは初めてだった。こうしたケースは03、04年度県立病院全体の出産1251件で、今回の1件のみだった。

（中略）

当日の手術には、助手に外科医が就き、麻酔科専門医、看護師など総勢8人体制だったが、緊急時に手助けする産婦人科医はいなかった。「もし相談できるベテランの産婦人科医がもう1人いれば、事態は変わったかもしれない」と、県の幹部は漏らす。

産婦人科医の不足はこの数年、深刻だ。「産婦人科」がある4つの県立病院では今、いずれも医師は1人。2人いた三春病院と会津総合病院も05年度内に転院などで1人に減った。「いつでも起こりうる事態をどう防ぐのか」と、病院局では頭を痛めている。

（2006年2月19日付朝日新聞福島版）

何度も読み返す。

事故があったのは2年前。懲戒処分を受けたあと、医師は引き続き大野病院に一人医長として勤務している。

年間の出産件数224件！ 1年365日のなかで224件のお産なら、一人で毎日のようにお産を扱っていることになる。

1年365日オンコール状態だ。人間わざではない。

毎日毎日、生死を分けるお産の現場に、1人で立ってきた。

これは限界を越えている。医師の人権がここでも踏みにじられていた。

心のどこかでカチンと小さな音がした。

さらに連想した。

この地域ではこの医師なくしては、産科医療が成り立たないだろう。

事故のあとも休むひまもなく、事故の傷あとを胸に抱えつつ、黙々と地域医療を担う医師。

その姿が浮かんだ。

処分も受けたし、逮捕されるとは想像もできなかったのではないだろうか。

それが逮捕された。

日頃、人々から尊敬され一目置かれている医師が、逮捕され勾留されたという衝撃はものすごいものがあるだろう。衝撃に負けて医師はもう、警察に都合のいい供述をしてしまったのではないだろうか。

懲戒処分を知って、しぼんでいた気持ちの風船が怒りでまた、ふくらみだした。

気がついた時、私は電話を手に取っていた。

やるしかない。

学ぶ仲間

私には、医療事件をいっしょに学ぶ若手弁護士たちがいた。

「医療事故の刑事裁判の判例研究会」の向学心旺盛な若手弁護士たち。

彼、彼女らと、この事件に取り組んでいこう。

まだ若いし刑事事件の経験はあまりないが、なんといってもこういう事件を勉強してきた仲間だ。

医療の刑事事件なら、調査、勉強、弁護の下準備は並大抵ではすまないはず。

場所は福島県で遠い。

裁判所や関係者の打ち合わせに通うだけでも、ひとり二人じゃ無理。接見、調査、打ち合わせと手分けして行なわなくては。

かなりの人数での弁護団になるが、誰でもいいってものじゃない。人柄や仕事の仕方をわかっていて、信頼し合っていなければできない。

考えてみれば、みなこういう事件を解決するために、勉強してきたのではないか。

まずは、刑事責任を問うどのような過失があったのかを、徹底的に見定めよう。見定めれば方針が立つ。

兼川真紀さんに連絡。彼女は、回転が早く度胸もあるが、何より素晴らしいのはそのインタビュー能力だった。誰もが胸襟を開き、知らず知らず語り出す。

電話で事情を話すとスッキリと快諾してくれた。

ほかにも研究会のなかで仲間を募ってほしいと頼み、メールを出す。

期せずして、これが弁護団メールの第1便となる。

メールを出す

初期弁護の要点と意味
逮捕もしくは勾留から一刻でも早く解放することが急務。

それが容易ではないとしても被疑者（逮捕された人）の精神的なサポートをしよう。

事実に反することを供述させないようにする。

何が被擬事実（逮捕の容疑）か。

何を聞かれているか、取調べの対象の特定や絞り込みの確認。

適切な対応策を一刻も早く実行するためだが、これは、その後の弁護活動の基本、原点となることが多い。心して聴き取ってほしい。


とりあえず、加藤医師の精神的ささえのために、接見を少しでもおこないたい。

手分けして、行く体制を造りたいのです。協力できる日にちを挙げて下さい。

どこかでなるべく多くの弁護士が集まりたい。福島医大か、現地で。感じとして、無罪もあり得るか、との印象あり。

安福謙二

その日のうちに、水谷渉、木原大輔弁護士が手をあげてくれた。

水谷弁護士は熱血漢で真面目な人柄。様々な事務的作業を引き受け、弁護団活動の下支えをしてくれると思った。

やさしく頼もしい風貌の木原弁護士はもの静か。深く考え、はやる仲間に良識の水をかける役割をしてくれるだろう。

中村十念さんから連絡を受けて、平岡敦弁護士がかけつけてくれた。

直感力に優れた平岡弁護士は、すらりと背が高く国際人という印象だ。

それぞれが弁護士という印象の枠を超えた、独特の存在感をもっている。

平岡、兼川、水谷、木原、と私、うちの若手で計7人。いわきの大谷好信さんと、福島の渡辺健寿先生が協力してくれることになったので、これで総計9人。それだけいれば、ローテーションを組んで接見に行ける。弁護団としては中ぐらいの規模だったが、ツーと言えばカーと判り合えるちょうどいい規模だ。

私は走り出していた。走り出すことで決意が固まっていった。

2月20日夜
医師を支えるには？

夜になっても電話がひっきりなしにかかる。福島から送られてくるファックスを読みながら、基本的な情報を収集していった。

大野病院で亡くなった女性にはほかにもお子さんがいる。

最初のお子さんは、隣町にある病院で、帝王切開で出産したが、つぎのお子さんの出産にあたり、県立大野病院の加藤医師を主治医にした。

加藤医師の診察で早くから前置胎盤とわかっていて、安全のためにお産の10日前から入院、帝王切開となった。

腰椎麻酔で帝王切開、お子さんを無事出産。小さな命と引き換えに母親は亡くなり、2人のいたいけなお子さんが残された。

報道では「無理な胎盤剥離で出血し」とあるが、何をさして無理というのだろうか。医療ミスがあったということか。

いったい何がミスだというのだろうか。事実を知りたい。

それは、刑事責任を問われなければならないものなのであろうか。

知りうる可能性のある事実はとことん知りたい。

この事件をどこから理解していくのか。


まずは現場の状況を、頭のなかで再現してみる。

子どもが無事生まれたあとの、思ってもみない急変。どんな修羅場になっていたのだろう。医師も看護師も麻酔科医も関係者の誰もが、必死な形相をしていたに違いない。

思わず目を閉じると、あの脳外科医の顔が現れた。私が最初に医療事故裁判で闘った相手の若い医師。

最初の医療過誤事件、苦い記憶

昭和53（1978）年、弁護士になりたてのころだった。友人の母が50代の若さで脳動脈瘤の破裂を予防する結索手術後に亡くなった。当初の病院側の説明は、「潜在性の糖尿病性昏睡が死因」。友人は納得がいかず、私が代理人となって裁判を始めた。

証拠保全手続のために病院に着いた私に、医師は追いつめられた目をしつつ早口で、手術への周到な準備、手術の経過、突然の急変から亡くなるまでを語った。

起こるべき脳動脈瘤破裂を救うために、手術を準備し、手術中もひとつとして手抜きをした覚えはない。患者を手術で亡くした医師としてのいたたまれなさで医師はパニックになっていた。

医療事故としては珍しく動かぬ証拠がでたのは、手術後のCT画像からのコピー。証拠保全手続に、私はレントゲン技師を同行していたが、技師は「フィルムによって解析度が違うから、最高品質のフィルムを持参すべきです」と言って高い輸入フィルム（コダック）を持ち込んだ。

するとコピーしたフィルムに、オリジナルの画像ではハッキリ見えなかったものが見えた。脳動脈瘤の根元を止めるクリップが、同時に脳動脈そのものを挟んでいたのがありありと見えたのだ。正直、驚いた。

執刀医は動脈瘤への血流を止めたと同時に別の動脈も止めてしまった。脳動脈を止めてしまったのなら……。そういうことだったのか。

過誤があきらかになり、病院側から遺族に対して謝罪がなされ、応分な慰謝料が支払われた。医師は病院を辞めた。

友人は母の死の真実を知ることができて、やっと母の死を受け入れられると語った。

しかし、私の心は重く沈んだ。

亡くなられた患者さんやご遺族のことを思えば、顔にも口にも出せないが、言いようのない苛立つ気持ちが突き上げた。

誰だって転ぶじゃないか。茶碗を割り、グラスを割り、約束を忘れるじゃないか。よかれと思って一生懸命に手術を行った医師は、自分でも気がつかないようなミスで一生を棒に振るかもしれない。

結果が重大だから、医師が罰せられても致し方ないのだろうか。

悪意のみじんもない医療行為の結果、予測できないことが起ったら裁かれ、罰せられるならば、どうだろう。医師はメスを握れないんじゃないか？

病院を辞めた医師のその後の寂しい噂が聞こえてくるたび、さらに私を苦しめた。

あの時医師の目をさけ、医師の訴えのひとことにでも向き合おうとしなかった自分が、私は今でも許せない。

2万2000分の1

新聞の報道だと、今回のような胎盤が癒着したケースは、2003年（平成15年）、2004年（平成16年）の県立病院全体の出産、1250件のうちの1件のみ。

日本の全分娩で、癒着胎盤が現れるのは2万2000分の1の確率。

まれな症例なのだ。どんなにベテランの産婦人科医でも、一生のうちに胎盤が癒着するケースに出会うとは限らないという。

そんな珍しい症例だとしたら、救えなかったとしても、それで刑事責任を追求すべき「業務上過失致死罪」にむすびつくのだろうか。


やがて医師の情報が伝わってきた。

医師は、福島県立医科大学の産婦人科医局から大野病院に派遣されていた。

逮捕された医師と医師の家族は、弁護士選任など弁護のすべてを、恩師である福島県立医科大学の産婦人科主任教授、佐藤章先生に任せている。

医師は誠実な性格。だが口が重い。

土曜に逮捕とは？

警察は逮捕して48時間以内に検察官へ身柄を引き渡し（送検）、検察官はその後24時間以内に裁判官に勾留請求するかしないかを決める。

裁判官が、勾留を相当と認めると、その後10日間が勾留期間となる。

それ以上身柄を拘束するためには、検察官は再度、10日間を限度として裁判官に認めてもらわなければならない。

検察は勾留期間が満了するまでに、起訴するかしないかを決めなくてはならない。

つまり逮捕の日を含め3日で勾留するかどうか決め、その後20日以内に、起訴するかの判断をする。しかも、担当検事は何人もの上司の決裁を仰がねばならないから、自身が処理する期間は、数日間奪われる。一刻たりとも無駄にできないのである。

だから、土日も休むことはない。土曜日に逮捕ということは、弁護士などへの連絡がとりづらい土日に、供述を固めようとしているのか。集中して取調べをするつもりなのか。

突然の逮捕で、精神的に無防備になっている医師を執拗に追及し、彼らのもくろみにあう自白を引き出そうとしているのかもしれない。

2月21日 すぐにも医学知識が欲しい

2月21日、大谷弁護士が加藤医師と接見しているころに、私は重要なメールを受け取った。日本医科大学の産婦人科講師、澤倫太郎医師（日本医師会総合政策研究機構・JMARI研究部長）からであった。

澤先生は、医療と法律の相互研鑽の必要性を認識している医師。中村十念氏との信頼関係は厚い。

加藤医師の恩師である佐藤章教授と澤倫太郎医師は親しい間柄で、加藤医師逮捕直後から密な連絡を取り合っていた。

日本産科婦人科学会からも連絡あり、学会としてどう対応しようか、というお訊ねでしたので、弁護団の結成までの経緯をご説明し、満腔の賛意を得ております。（中略）「超音波が届かない子宮背側の癒着胎盤の未予見」から始まる本件が、果たして「業失」に相当するのか？　に対する回答はすでに出ているものと思います。

昨日の夕方に、弁護団の陣営をなんとかつくったが、澤先生は夕方から夜のうちに、日本産科婦人科学会に弁護団ができたと報告し、学会の責任者から了承を得てくれたのだ。澤先生が動いてくれていると聞いていたが、あまりに速い動きで驚いた。

澤先生のメールの最後に、重要なことが書いてあった。

「超音波が届かない子宮背側の癒着胎盤の未予見から始まる本件」とある。

一読してもなんのことかわからない。一言ずつ読み解く。

超音波が届かない……つまりは超音波検査では検査ができない。癒着がわからない、ということだ。子宮背側……背側とはなんだろう。

これは、母体と胎児のあいだで栄養を与え、老廃物を排出して胎児の成長を支える胎盤が子宮の後ろ側の壁（後壁）、産婦の背の側で癒着していたということだろうか。

あわてて調べてみると、胎盤は子宮の妊婦のおなかの側（前壁）の上にできるのが正常だということがわかった。

未予見とは、予見できなかった、しなかったということ。

読み解いていくうちに、よくわからないながらも、緊張が走る。

つまり、後ろにある癒着は胎児がいるために超音波は届かない。だから容易に予測できない。わからないのだから仕方ない。

だから、業務上過失致死罪とはおかしい。

検査できない、予測できない、そこから事件が始まっていると、ベテラン医師は言っている。

これが本当なら、裁判の行方を大きく左右しかねない。大きなポイントになるのか。


「予見可能性」「結果回避義務」


業務上過失致死罪で問題になる一つは、「予見可能性」、「結果回避義務」のあるなしである。

例えば心肺停止の時直ちに蘇生措置をしなければ、死ぬとわかる（予見可能性あり）にもかかわらず蘇生措置をしない（結果回避措置の放置）で亡くならせてしまったら、業務上過失致死罪が問われる。

この事件、予見可能性はどうなのか。

ものすごく珍しい症例だ。医師が一生出会わないことが珍しくないというのであり、しかも超音波が届かないという、背側（子宮後壁）での癒着だ。

警察が業務上過失致死罪として問うならば、癒着胎盤が術前の検査でわかると証明しなければならないし、胎盤をはがさずに救命できると、実症例を出して証明しなければならない。癒着胎盤があることを的確に把握できて（予見可能性がある）確実な回避措置があると証明されないかぎり（結果回避義務がはっきりしている）は、安易に医師の責任を問うことはできないはずだ。

しかし、警察はそれができるとしているようだ。検察とも充分、打ち合わせた上のことだろう。だからこそ逮捕したはずだ。

悪く考えれば逮捕拘束して取り調べれば、検察の望む供述が取れると逮捕したのかもしれないが。

だが……と思考が止まる。加藤医師は、過失ありと咎められて懲戒処分されていた。

懲戒処分となると、遺族の悲痛な気持ちをおもんばかってのことだろうとの解釈ではすまないのではないか？

逮捕するからには、警察は決定的な事実を握っているのかもしれない。わからない。

それどころか胎盤も癒着も、何もかもが理解のそとだ。

何を聞いても、ピンとこないし、意味が掴めない。しかし、なんとかこの疾患のことを知らなくてはならない。

警察・検察は平成17年4月に捜査に着手し、平成18年の2月の逮捕まで捜査を続けてきているのだから、医学知識も相当にため込んでいるはず。

その検察と裁判で闘い、無罪を得るためには、検察の医学知識レベルを大きく凌駕するほどの医学知識、知見を持たなくてはならない。

癒着にも胎盤にも医師、いや、産科専門医レベルで精通しなくては、「予見可能性」「結果回避義務」の議論すら始められない。

弁護団への医学レクチャーを至急にお願いしたい、と中村氏、澤先生にメールを出す。早急に教えを受けたい、そのために弁護団は福島医大でもどこの大学でも、教えてくれる医師がいるなら、どこでも行くと書いた。

接見をすませた大谷弁護士から連絡がくる。

「行ってきたよ、落ち着いている」

大谷さんの「行って来たよ、落ち着いている」の第一声を聞いて、張りつめていた息が抜けた。大谷さんは、加藤医師が語ったことを伝えてくれる。

「捜査当局から聞かれていることは、胎盤剥離のためになぜクーパー（医療用はさみ）を使ったのか。加藤医師は、『手で剥離しにくくなったので使った。クーパーを使ったことはミスだとは思っていない』と答えている」

「クーパーというはさみを使ったのが問題になっているのか。クーパーとはどんなものなのか、調べなくてはならないな」

と言うと、大谷さんは、

「調べてくれ。私からは加藤医師に、『法律上の過失と医療者の過失の概念が違うことがままあります。先生は事実をありのままに言うことを心がけてください。記憶にないこと、忘れてしまったことは、『記憶にない』『忘れた』と言うこと。

記憶を呼び覚ますために、捜査資料を見せてもらえるので、遠慮せず、捜査官に提出を求めて、記憶を正確にしてから供述してください』と話しておきました」

「ありがとうございます。それでいいですよ。とにかく何一つ隠さずありのままに話してほしい。なんでも取調べに答えればいいとは言えないが、隠すのは一番いけないよ」

大谷さんは接見の様子を報告書にすると言って電話を切った。

刑事弁護はむずかしい

刑事事件は、検察が圧倒的に有利だ。

まずは事件の情報収集。

被疑者（逮捕拘留されているなど、捜査官から刑事責任ありと疑われている人）は捜査側の警察施設にいるし、毎日会うにしても極めて限られた時間しか接見（面会）はできない。弁護側は当然のことに、被疑者から情報を得るのに苦労する。

つぎには供述調書が不利に働く。

諸外国では取調べに弁護士が立ち会うのが通常。しかしとんでもないことに、日本ではできない。供述調書は警察、検察の作文だと言っても過言ではない。

第三には警察、検察は金と人手が自由自在。

どこでも、公費出張で行け、誰にでも面接でき、調査を依頼でき、軽々と情報収集ができる。警察や検察から頼まれて断る人はそうはいない。警察の捜査を妨害するすべもない。したら公務執行妨害になる。それが国家権力というものだ。

こちらは、調査のために関係者に話を聞きたいと頼んでも、9割がたは断られてしまう。

誰もが裁判に関わりをもちたがらない。知っていることでも話してくれないし、やっと話してくれても「匿名なら」というのがほとんど。書面にさせてほしい、と頼むと断られる。

費用の問題もおおいにある。

調査や捜査にどんなに時間をかけても、その費用の負担に心配はないし、彼ら検事や刑事の給料は保証されている。かたや弁護士は、収入の保証は一切ないし、調査するのもそのための出張も自前で開始しなければならない。裕福な依頼者ばかりではないから、持ち出しも珍しくはない。

医療裁判の場合はなおさらだ。

一生懸命その道の専門家をさがし出して鑑定を頼んでも、だいたいは断られる。面倒で時間が膨大にかかり、報酬は雀の涙で、仕事にもしわ寄せが出る。誰もやりたがらない。

だが、そういう先生方も検察に頼まれれば、腰をあげるのだ。

それやこれやで、検察と弁護側の、調査力と情報収集力は天と地ほど差ができてしまう。

医療裁判では民事、刑事ともに、医師や医療界とのよほどのパイプがなくては闘えない。

カルテがない

医療事件の場合、カルテ、手術記録、麻酔チャート、検査データ、医師のメモなどが重要な証拠。そのほかには、関係者の供述調書、鑑定書、報告書などが積み上げられていく。

民事裁判においても、過去、医療事故裁判は患者側が圧倒的に不利だった。医療側の記録が手に入りにくかったからだが、今は、カルテなどは患者が要求すればすぐ手に入る。

しかしこの事件では、医療側のこちらにカルテなど一切の医療情報が無いのだ。唯一、あるのは、事故調査報告書だけ。

きっと加藤医師本人も周囲も、刑事事件として逮捕されるとは想像もできなかったのだろう。

弁護士などに預けるという用意もなくて、突然の逮捕ですべてを警察に押収されてしまった。カルテなどはしばらく見ることができない。

警察が押収した証拠は、起訴されれば開示されるが、それは起訴されてしばらくたってからだ。どうしようか。それまで待ってなんかいられない。加藤医師から詳しく聞き出すしかない。

なんとか不起訴にもっていきたい。

それが依頼人の願いであり、周りの望み。

起訴前弁護活動の体制を確立して一刻も早く不起訴に持ち込むための活動をしたいのに、何を頼りにすればいいのか。茫然としてしまう。

大谷さんに頼んで接見してもらったのは、加藤医師を支えるためだが、同時にどんな事件だったのかを聞き出すこと。そして取調べの方向性を知るためであった。検察の意図を探るという目的も大きい。

今日の収穫は、検察がクーパーという器具を使ったことを問題にしているらしい、ということだった。

パソコンでクーパーを調べてみたが、手術用にも、いろいろあってどれのことやらさっぱりわからない。

事故調査報告書に、冷や汗

県立大野病院事故調査委員会が、事故の翌年早々、平成17年（２００５年）3月22日に作成した事故報告書を読み込む。

構成員：３人。

目的：今後の前置胎盤・癒着胎盤症例の帝王切開手術における事故防止対策を目的として設置。

事故の概要

・スタッフ：執刀医（産婦人科専門医）。助手（外科医）。麻酔科専門医。看護師４名（のち、５名）。

・経過

14時02分　麻酔開始（硬膜外麻酔＋脊椎麻酔）

14時26分　手術開始

14時37分　児娩出

14時50分　胎盤娩出　総出血量５０００ml

　　　　　輸血　濃厚赤血球5単位

15時15分　輸血製剤（濃厚赤血球）10単位発注　術中１回目

15時35分　全身麻酔に移行

16時05分　輸血製剤（濃厚赤血球）10単位発注　術中２回目

16時30分　輸血製剤到着　術中1回目
輸血　濃厚赤血球10単位
総出血量12000ml
子宮摘出術開始

17時30分　輸血製剤到着　術中2回目
輸血　濃厚赤血球10単位

17時30分ごろ　子宮摘出
18時00分ごろ　心室細動　蘇生開始
19時01分　死亡確認
総出血量約20000ml（羊水を含む）
総補液量約15000ml（濃厚赤血球25単位、新鮮凍結血漿15単位含む）

調査結果
1、事故原因
癒着胎盤の剥離による出血性ショック。出血性ショックに陥り輸液が不足し循環血液量が減少し、心筋の虚血性変化がおこり心室性不整脈をおこし死亡に至ったと考えられる。
2、事故の要因

癒着胎盤の無理な剥離。
対応する医師の不足。
輸血対応の遅れ。

3、総合判断

「出血は子宮摘出に進むべきところを、癒着胎盤を剥離し止血に進んだためである。胎盤剥離操作は十分な血液の到着を待ってからおこなうべきであった」

「循環血液量の減少は輸液（輸血も含め）の少なさがある。他科の医師の応援を要請し輸液ルートを確保して輸液量を増やす必要があった。手術途中で、待機している家族に対し説明をすべきであり、家族に対する配慮が欠けていたと言わざるを得ない」

報告書では言葉では事故としながら、適切な判断や処置がなされなかった、と責めている。これでは過失があったと言っているのと同じ。警察が動くのはむしろ当然。大野病院以外の3人の産科の専門医が検討した報告書。警察は報告書で医師に過失があると受け止め、業務上過失致死罪の立件に至ったのだ。

業務上過失の組み立てと遺族補償

だがこの時、この報告書は保険から遺族への補償が出るように書いてほしい、という県の意向のもとで書かれたという話が、入ってきていた。

なんとか医療賠責保険が出るようにと、バイアスがかかったもの。


事故調査委員会の委員たちは、なんとか遺族に補償が出るように、過失ありきとも読めるように、書かねばならない状況に追い込まれた可能性がある。

賠償保険だから、なんらかの医療側の過失、がなくてはならない訳だ。

だから事故の再発防止の視点から考察した、などとまことしやかに、「こうすれば助けられたのかもしれない」、という議論の組み立てをさせられたのかもしれない。

だが、警察からすれば、事故の要因としてあげられているこの三つを責める。それこそが、彼らの職責なのだ。

つまり、警察は「癒着胎盤の無理な剥離」、「対応する医師の不足」、「輸血対応の遅れ」が、専門医が検証して出した結論なのだから業務上過失だと主張する。

当然、こちらとしては、この報告書そのものの信憑性を争わなければならなくなる。

しかし、それは、県との闘いということにほかならない。現に、加藤医師はすでに、県の懲戒処分を受けてしまっている。それでなくとも、行政に偏りがちな裁判所の説得はさらにハードルが上がるということになる。

これからの闘いは想像を絶する厳しさになるだろう。体が冷えてきた。

2月23日
「医師逮捕は理不尽」ネットに応援団

23日、高校で同窓だった友人医師から資料が届く。

「現代医学をもってしても、一定の母体死亡はなくならない。そのなかでも危険なのが、この前置胎盤なのだ。資料を送るから弁護の役に立ててくれ」の手紙とゴッソリと医学文献などの重い書類がはいっていた。

別の友人医師から、インターネット上のブログを見ろ、とメールが来る。あわてて開いてみると、ネット上にはすでに続々と意見表明が出ていた。


毎日外来をこなし、お産をこなし、帝王切開などの手術をこなし、当直業務をこなし、土日もオンコールで待機。それだけ働いても、訴訟に巻き込まれて将来が台無しになる危険と常に背中合わせ。

「攻め」の治療をすればするほど、逮捕や訴訟の可能性が増える。そんな世の中です。

まるで奴隷労働です。が、それには耐えられる。耐えられないのは、患者さんから向けられる不信、疑いです。もっとひどいのがあることを知りました。国家権力の医療現場への蹂躙です。加藤医師の逮捕は許せない。この事件で私の心の何かが壊れました。

「医師逮捕は理不尽」「前置胎盤の危険さ」「医者の過重労働」逮捕されてからさほど立っていないのに、膨大な数のサイトが開かれ、大量の意見表明があった。

これは医学界を揺るがしている事件だ、と実感する。

医師逮捕から3日目でネット上には、すでに何個も加藤医師への応援団が結成されていた。医師たちの訴訟への恐怖はギリギリまで高まっているが、それを救う有効な方策もないのが現実。全国の医療者たちのそれまでの溜まりに溜まった不安、不信が、この事件をきっかけにして弾け、怒りの声となってうねりだしたのだ。

この流れは、われわれの励ましになるが、それ以上に、耐えがたいほどの重しになった。期せずして、とんでもない厳しい環境のど真ん中に自分が置かれていると知った。

大野は、私の想像を越えた大きな事件になろうとしていた。

お願いした弁護士に対する医学レクチャー、「弁護士レク」は、受け入れられた。

場所は東京。福島から県立医科大学の佐藤教授ほかの先生、澤先生のほかに日本医科大の産科医、磯崎太一医師も来てくれるとのこと。

学会、医会が動く

学会（社団法人日本産科婦人科学会）と医会（社団法人日本産婦人科医会）の事務局から連絡が入る。

このたびの医師逮捕に対して、抗議の意見表明をしたい、という相談だ。

「弁護活動に影響がでますか」と聞く。

「現場の医師たちは戦々恐々です。一生懸命治療しても助からなかった時に逮捕されたらやってられない、というわけで、学会にも医会にも、電話やメールで『黙っているのか。どうにかしろ』という声があがっています」

一医療裁判に学会や医会が意見表明するとは、異例のこと。正直驚いた。

学会や医会までを動かす、大きな力が動き出している。

学会や医会が逮捕はおかしい、と発表すれば、加藤医師には過失はないという印象を強く訴えられる。

しかし、検察はどう思うか。

できれば不起訴にしたい。そのためには、検察に変に誤解されたくはない。よほど慎重に考えなくてはならない。

過去の医療事件では、医療側にカルテの改ざんや証拠の隠滅など、組織ぐるみの隠蔽があって、医者同士はかばいあうという色眼鏡を警察や検察は持っている。

学会、医会の声明が的を射たものであっても、医師たちのかばいあい体質のなせるもの、と検察に勘違いされたくはない。

検察が意地になる可能性もある。検察官がその気になれば、誰にも起訴は止められないからだ。

何よりもマスコミや一般の方々がどのように受け止めるか予測がつかない。悪い方向に動く可能性もある。

そうなったら、加藤医師に不利に働く。

加藤医師の味方はどんどんふやしたい。世論も沸騰させたい。しかし……。

「ありがたいのですが、『逮捕は不当』と声明を出すと、検察の反発をまねくかもしれませんね」と答える。

ていねいに説明すると、医会も学会も、了承してくれた。

友人、知人から「頑張れ」の連絡がどんどん入る。携帯まで鳴りやまない。その電話のなかに、ものすごくありがたい情報も混じっていた。

「ある会合で日赤の産科医師が、『もし日赤にこういう症例が来たとしても自分だって助けられなかったのではないか』と言っていた」

「日赤の医師が？　どんなに大量に血液が使えても、ベテランの名医でも助けられないかもしれない、ってことか？」

「そういうことだろ」

「そうか、なるほど。教えてくれてありがとう」

胸があたたかくなる。

ならば、輸血を5単位しか用意しなかった、と言う検察の指摘をくつがえせるかもしれない。澤先生は、後壁についた癒着は事前にはわからない、と言うのだから、「高度な医療が可能な病院に転送すべき」も「すみやかに子宮摘出に移行すべき」もナンセンスな主張ということになる。

無罪を主張していけるのか。

勝算はありそうだ。

大出血のなかではない

加藤医師には、連日の取調べが続いていた。われわれは交代で毎日接見に行く。聞きたいことは山ほどあるが、私は検察の「筋を読む」ことに集中すべきだろう。しばらくは会えない。

私は、接見では多くの場合、被疑事実（犯罪事実）を確認することから始める。事件の全体像を把握しながら弁護方針を立てていくが、今回の事件では、どんな取調べをされているのかを聞き出すことを最優先にした。

捜査の方向性は何か、どう立証しようとしているのか。

起訴する根拠をどこに置こうとしているのか。

接見できるのは、1時間半ぐらい粘る強者もいるが、だいたいは30分ほど。

交代で接見にいった弁護士からの報告で、事件の全容、検察の動きがわかってきた。

加藤医師の取調べ主任検事は女性。

逮捕状記載の被疑事実について、ひとつひとつ確認を行い、それぞれ反論できるところは反論したと加藤医師は語っている。

接見に行った兼川弁護士から電話が入る。

「すべての処置が成功して、おなかを閉じる時に亡くなられたんです。そのことが、報道では伝えられていない。まるで大出血のなかで亡くなったような報道です。それでは、亡くなられた女性もかわいそうです」

取材記者経験もある彼女らしい優しさのある報告だった。

すべての処置が終わりそのあとで……。兼川弁護士の口調が長く尾をひく。

県外の著名な医師が「もってのほか」

福島在住の友人から得た、地元の報道によれば、警察は、県外の著名な権威に確認を取ったようで、その医師が「こんな状態で剥離を行なうなどもってのほか」という意見を出したので、それに基づいて逮捕に踏み切った、と語ったというのだ。

これは検察の、報道への「リーク」か？

われわれを牽制するためかは知らないが、検察には、よくしゃべる人が必ずいる。わざと情報を流すか、ただのおしゃべりか。それはわからない。

それにしても、県外の権威ってなんだ？

私は明日接見にいく弁護士に向けてメールを送る。

接見は、捜査内容、取調べの内容を把握することを目指してください。医師の思う「可能性」は、法的な「可能性」とは違うことを、加藤先生に理解してもらうようにして下さい。

法的な過失概念は複雑だ。

医療者と法律家では、言葉の定義や意味、感覚まで、何もかもズレる場合がある。用心に用心を重ねなければ。

刑事事件で逮捕されれば、被疑者は警察署にある留置場（代用監獄）に身柄を拘束されたまま、密室の中でたった一人、取調べを受ける。

先進国（韓国や台湾も）では警察施設における身体拘束は、24時間、長くても48時間だ。日本のような最長23日、それも弁護人の同席も許されず、密室のなかで長時間の取調べ、というのは世界から見れば「考えられない人権無視」であり、国連の人権機関から毎年勧告を受けている。

その代用監獄で加藤医師も頑張っている。

水谷弁護士がメーリングリストを設定してくれた。

誰にあてたメールでも、リストに入った全員が見ることができるので、一気に情報共有できる。

県医師会から通達

23日に福島県医師会から会員の医師たちに通達が出た。

1年前に処分がすんでいるのに逮捕とはおかしい。

医師全員にかかわる重大な問題と受け止めて、事件の弁護士とも協議を重ね、事案の全貌の把握に全力をあげている、という文に続いて、

「今回のように社会問題となっていることにつきましては専門職団体としては医師会が最優先課題として取り組んでまいります。会員の皆様にはこれまで以上に安全医療の精神を持つ事も必要ですが、萎縮医療に陥ることなく日常の医療に取り組んでいただきたいと思っております」
という一文があった。

ひとり周産期医療を学ぶ

26日の弁護士レクチャーに備えて周産期医学の勉強を始める。まずは胎盤だ。

胎盤の図は、パッと見ると古代ケルトの文様を思わせた。

卵管で受精した受精卵が子宮内膜内に着床すると、絨毛膜が形成され、その絨毛膜の一部により胎盤が形成される。

その絨毛膜の中に裂孔が生じ、その裂孔は次第に融合拡大し、その中に母体血液が流入。この段階で、母体からの様々の栄養などが、胎児側に交換されていく胎盤の形成が始まる。

胎盤は精子の遺伝子がスイッチを入れてできる。生む性は女性だと思っていたが、胎盤に関しては男性の出番もあると知る。

胎盤の外側は顕微鏡的に細い毛が密生する絨毛組織で母体につながり(基底)、内側には臍帯、へその緒ができてきて胎児とつながる。

胎盤は母親から酸素や栄養を取り入れ、胎児の出す二酸化炭素や老廃物を、母親に運ぶための中継をする。

つまり胎盤は胎児の肺、胃腸、腎臓の役目をするわけだ。

母親と子の血液型が違っても、胎盤は、複雑精妙なフィルターとなり胎児が成長できる。想像を絶する精妙さだ。胎盤は胎児とともに成長し、胎児を出産すると、自然に子宮が収縮するので胎盤ははがれ、娩出されて収縮そのものが止血の作用をして出血もとまる。


胎盤は妊娠後期には、直径15～20cm。厚さは中央部で約2cm、重量は約500g。

胎盤の異常が起きることがある。

ふつう胎盤は、子宮の上（母体の頭側）に付着するが、たまたま胎盤が母体の下のほう（母体の足側）に付着することがあり、産道にかかったり覆ったりすることがあり、これを前置胎盤という。全分娩の0・26～0・57％。

胎盤が内子宮口を完全におおうものを、全前置胎盤という。

なるほど。子宮口が胎盤で一部でもふさがれていたら胎児は出られない。それで帝王切開で産むのか、といまさらながら納得する。

2月24日

接見報告書「最後はスルッと剥離できた」

24日、23日に接見にいった平岡弁護士から報告がはいって、加藤医師は、取調べではあった事実だけを述べようと、しっかりと踏ん張っておられると伝える。

平岡弁護士と交代でつぎつぎに接見した弁護士たちからも、加藤医師が事故の経過を、取調べ室で、どのように語ったか聞き出し送ってきていた。

若手たちのひとりは加藤医師を「野武士のよう」と言う。みながメール上でうなずく。若手と医師の信頼関係が育っている。私も接見したいものだ。

われわれは接見記録をメーリングリストで共有して、事故の経緯を把握しようとした。

手術前の検査

出産前の検診で超音波検査を3回、カラードップラー法検査を2回した。

手術前には5単位の輸血用血液を用意した。

児娩出から胎盤剥離まで

14時26分、手術開始。14時37分、児娩出。14時50分、胎盤娩出。

出産は順調。出産後、臍帯を牽引したが胎盤が出ない。

前置胎盤の場合は、もともと収縮力が弱い子宮下部に胎盤が位置しているため、子宮収縮が起こりにくい。本件の場合、子宮をマッサージすると少し収縮したが、やめるとすぐに収縮はなくなった。

胎盤がはがれにくい原因は第一に子宮の収縮不良。癒着胎盤やほかの原因も考えた。穿通胎盤という癒着が強いものなら目で見える異常な形状からそうだとわかるが、そうではなく、一部ははがれはじめている部分もあったので用手で胎盤剥離にかかる。当初、剥離は順調。時おり子宮のマッサージなどして子宮の収縮を促しつつ剥離を継続。

胎盤を残したままでは子宮収縮が生じない。同時に胎盤が出血する面を覆うので、止血処置がしづらい。その2つの理由で剥離を継続。はがし始めたらはがし切る、という。

この時点では帝王切開でふつう見られるほどの出血量。

途中で剥離しづらくなり、子宮筋層を傷つけずに胎盤だけをはがすよう、指が入りにくいところにも入るクーパー（医療用はさみ）を閉じた状態で使った。

クーパーを使用するほうが充分な視野が確保でき、目視しながらのほうが効果的と判断した、という。

子宮口の手前まで剥離を行ない前壁側の部分にのっていた胎盤部分は、最後にはあっけなくスルッとはがれた。


その後の止血作業は大変であったようだ。

子宮収縮薬アトニンを直接子宮に打つ。出血が続く。

麻酔が切れてきたので15時35分に全身麻酔に移行。

止血のために剥離面を縫合したり圧迫したり、子宮動脈のペアンによる遮断、再度の子宮収縮剤の投与。

患者には術前の話し合いで子宮温存の意向があったがやむなく、子宮摘出を決断。

追加の血液が到着するのを待って手術に入った。

17時30分ごろ　子宮摘出。

子宮摘出のあと、血圧が安定し、切開部を縫い合わせ閉腹作業をしている時、突如血圧が低下、心室細動になった。

心臓マッサージ、電気ショックなど必死の救急救命が行なわれた。

スルッとはがれた

「最後にスルッとはがれた」。これは前壁に癒着はなかった何よりの証し。この通りなら「予見可能性」そのものが成り立たない。

検察は「無理な」胎盤剥離があったと言っているが、スルッとはがれたことを含め、胎盤娩出後の出血量が正常の範囲内であったのなら、「無理な」剥離とは言えない。

いや、逮捕したのだから、検察は加藤医師の供述を信じていないのだろう。

検察の思い込みをただす、つまりは加藤医師の供述が正しいことを証明するためには膨大な努力がいるのかもしれない。

この経過の一分一秒を、医学的な理解を正しくしつつ、自分の脳裏に、あたかもその場にいるように、頭のなかで、映像で描けるようにしていかなければならない。

カルテや麻酔チャートがあれば細かく付き合わせていくことができるのだが、それがないから困る。時間的推移がよくわからない。

検察構図を読む クーパーが気にかかる

クーパーか……。

腹腔鏡手術の際の出血多量で患者が亡くなった慈恵医大青戸事件（平成14年、前立腺がんの内視鏡を使った腹腔鏡下手術で、術中で大出血を起こし、開腹手術に切り替えたが一ヶ月後に患者が死亡）のように、検察は加藤医師が新しい手技を試してみたくてクーパーを使ったと考えているのだろうか。

するとクーパーは通常は胎盤をはがすのには使ってはならない、ということなのか。

それが検察構図か？

クーパーとは医療用のはさみでいろいろな形がある。先が丸い形で、平らなものも、曲がっているものもある。どれを使ったのだろう。

報告書では14時37分、児娩出。胎盤の娩出は50分。

「こんな状態で剥離はもってのほか」と言う県外の医師の意見で逮捕に踏み切ったのなら、この10分ぐらいの時間が問題になっているのだ。

検察構図は、どう読めばいいのだろう。

メーリングリストで平岡報告書を見た澤先生、同じ大学の産婦人科医師の磯崎太一医師が意見を書いてメールしてくれた。

おおむね、加藤医師の措置にとりたてての過失はない、という意見だ。ほっとする。

澤先生の意見は、

「そもそも前回帝王切開＋前置胎盤が産科的ハイリスクとされるのは、胎盤の付着部位が子宮の前壁にあることが条件なのです。おそらく『とんでもない』といった先生は、このパターンを連想したのではないでしょうか?」

とある。本件は、後壁に癒着があったケースであるから当たらないわけだ。

今は不起訴を目指してできるだけのことをしよう。

そのためには、ベテラン産科医が書いた、加藤医師の処置は正しかった、ミスはなかった、という意見書がほしい。それをどんどん出して検察をゆさぶりたい。

意見書は起訴後の法廷になれば、証拠としても出せるので、(検察の同意がいるが)それなりの効果もある。

起訴しても、法廷で過失が証明されなければ、検察は恥をかくだけだ。

逮捕したのだから、なんらかの確証があるのだろうけれど、その確証もあやしい、と思わせることができればよいのだ。

法は人に不可能を強いてはならない

人に不可能を強いてはならない。これは法の基本だ。

法は、赤ちゃんに仕事をしろとか、病人でも仕事をしろ、とか不可能を強いるものではない。

誰もが守れない、不可能を強いる結果となるならば、それは法とは呼べない。法の執行にあたっても、不可能を強いたら法治国家ではない。

危険でむずかしい、それも滅多にないケースでの結果を「業務上過失致死罪」に問おうとしている、これは不可能を強いることにほかならない。

多くの医療者は、今回の医師逮捕は医療現場での適正な裁量権にまで警察や検察が土足で踏み込む行為だと感じている。

これを許したら、少なくとも、メスに生きる医療者の職能は成り立たないと、立ち上がったのだ。抗議の署名運動も始まっていた。

その勢いは、想像を超えるものであった。ネットでは凄まじい大きなうねりが起きている。

ネットに医師たちの怒りが燎原の火のように

加藤医師はどう思い、どう過ごしているのだろうか。

情報が遮断された留置場のなかでは、パソコンで次々にたちあがる自分への応援サイトを見ることもできないし、われわれ弁護団にひっきりなしにかかってくる電話の音も想像できまい。

医師逮捕の衝撃波は全国津々浦々の産科医、外科医、救命治療にかかわっている医療者を襲い、「次に逮捕されるのは自分かもしれない」と震撼させた。

1人が抗議のブログをたちあげると、呼応するうねりが起きて、次第にうねりは大きくなっていった。

日に日に拡大していくネット上のブログを見て私は、全国の産科、小児科、救急医など、訴訟リスクの高い科の医師たちは、「不可能を強いられている」と感じ、怒っているのだと感じた。怒るのは、次は自分たちかもしれないと感じるからだ。

その怒りは、加藤医師の過失を否定する何よりの証だと感じた。

略式起訴の選択はナイ

加藤医師が罪を認めて略式起訴に応ずれば、罰金ですむ。その略式命令を争わなければ、同時に、有罪は確定する。そこで医業停止や免許取り消し（医師法7条）という資格の問題が生ずる。

また、外国に留学するためにビザを申請しても、前科があるとしてビザが得られない可能性もある。

加藤医師は事故後も休まず、一人医長として宿直を繰り返し、過重労働に耐え、地域の出産を支えてきた。それはやましいところがなかったからこそだ。ここで屈して医師をやめたくはないはずだ。

いや、それ以上に今や、加藤医師個人の問題ではなくなってきている。

事件は産科医のいや、すべての執刀医・臨床医の矜持に関わる問題へと変化した。

全国の産科医や臨床医のためにも、加藤医師には、ここは頑張ってもらわなければならない。

だから、この環境下で略式命令を受けてから本格的に争うという選択もできない。

あらゆる意味で、略式起訴を選べば、医師という人生に大きな傷が付いてしまう。

しかし、否認していると保釈が認められにくいという現実が日本の司法界にあり、身柄拘束が長引く可能性がある。

否認しても、長期間の勾留と尋問で「落とす」のが取調官の力量だという前近代的な認識とおごり。それは冤罪を生む温床である。


保釈については、加藤医師は逃亡のおそれも証拠隠滅のおそれもないと訴え、徹底的に求めて争っていく。

加藤医師もめげないでほしいと、祈りに似た気持ちを持つ。

さらに平岡弁護士から、加藤医師が逮捕されたのは、奥さまに初めてのお子さんが生まれる予定日の直前だったと知らされた。その子も自分で取り上げる予定だったという。

なんということだ。

警察がここまで意図していたとは思いたくはないが……。

奥さまは、逮捕にショックを受けられただろう。

無事に出産なされるよう、祈るしかない。

2月26日
逮捕理由

警察が逮捕した理由を書いた「被疑事実の要約」がファックスされてきた。整理すると、

・入院中にＭＲＩ検査を実施し、胎盤癒着状況について確認し
・高度な医療が可能な病院に転送するか、
・県立大野病院において手術する場合には、産婦人科専門医の応援を受け、
・必要量の輸血製剤を準備し、
・癒着胎盤を確認した場合は、速やかに子宮全摘出へ移行する
・臍帯を牽引しても内反し胎盤の娩出が困難であった時点、用手的に剥離することが困難であった時点で子宮摘出に移行し

と、項目が立てられた。県の事故調査委員会の報告書の、
（1）癒着胎盤の無理な剥離、
（2）対応する医師の不足、
（3）輸血対応の遅れ、

に対応している。

報告書の内容にそって立件に向けて捜査が動き出したのだ、とわかる。

報告書にはなかった入院中のＭＲＩ検査とか、高度な医療が可能な病院への転送が、どういう根拠で出てきたのかわからないが、捜査を進めるなかで出てきたのであろう。

県の報告書が、大きなネックになる。それがいよいよ、はっきりしてきた。

どうやって、県の報告書をくずせばいいのだ。産科の専門医が3人がかりで書いたものだ。

学会、医会の声明

25日が開けた真夜中に、日本産科婦人科学会（文部省管轄の学術団体）、日本産婦人科医会（厚生労働省所管）のホームページに声明がアップされた。

お知らせ

過日、福島県の県立病院で平成16年12月に腹式帝王切開術を受けた女性が死亡したことに関し、手術を担当した医師が平成18年2月18日、業務上過失致死および医師法違反の疑いで逮捕されたとの報道がなされました。詳しい事情は不明ですが、報道された内容ならびに関係者の状況説明による限りでは、本件が逮捕拘留の必要があったのか否か理解しがたい部分があります。産婦人科医療体制の整備向上に対し社会的責任を有する両会としては本件の推移を重大な関心をもって見守っていきます。

平成18年2月24日
社団法人日本産科婦人科学会　理事長　武谷雄二
社団法人　日本産婦人科医会　会長　坂元正一

この日、富岡では水谷弁護士が接見。

私は明日の医師たちから弁護士へのレクチャーに向けて、書面の準備をする。

福島県立医科大学から医師が、大野病院での産科医療をどうするか相談するために大野病院に派遣されたというメールが入る。医師が派遣できなければ閉鎖になるのだろうか。

上申書、準抗告の準備をしよう

夜には弁護団に、今後の方針をメールする。

1、加藤医師の身柄拘束を不当と訴えたい。上申書、準抗告の準備。
カルテ類はすべて押収ずみで、証拠隠滅の恐れなどない。

そもそも犯罪の嫌疑がない。

身柄の拘束は不当であり、地域医療に必要な人材であり逮捕は社会的に失うもののほうが大きい、社会通念上のバランスを欠くもの。

2、医学界から、意見書を出したい。

3、2月28日から検事面接、裁判官面接をして情報収集をしたい。その役割分担。

4、3月1日に勾留期限が切れる。検察が勾留延長を申請してきたら、その時に準抗告と勾留理由開示を求める。

準抗告とは、裁判官の勾留延長の決定に対し異議を申し立てる手続きであり、勾留理由開示とは勾留される理由を、裁判所で明らかにする手続き。

勾留理由開示は、公開法廷で行われるので、家族や関係者が加藤医師に会えるチャンスだ。加藤医師を支えるためにも、勾留理由開示を求めていこう。

手術中に超音波検査をしていた

水谷弁護士からの連絡で、加藤医師が帝王切開手術の時に、開腹してから滅菌消毒をした検査機器のフローベで術中超音波検査をして、前壁に胎盤が癒着していないか調べていたことがわかった。

子宮の切開の時に、胎盤を切らないように胎盤の位置を確かめたのだ。その上で小さく切開した時、さらに子宮内に指を入れ胎盤がないかを確かめ、そこに胎盤はないとわかり、大きく切開して児を取り出しているということだ。

澤先生に聞くと、これは超高度なテクで、手術中に超音波検査をしていたことになる。だが、癒着は前壁、つまりはおなかの側にはなかった。そこで初めて子宮にメスを入れ赤ちゃんを取り出したのだ。

被疑事実が事実と認められなければ、逮捕した理由もなくなる。

つまりは不起訴に持ち込める。私は何度も読み返した警察の被疑事実の要旨を出して、コピーし、YES、NOの書き込みを始めた。

・入院中にMRI検査を実施し、また手術前に再度、経膣超音波検査を実施して胎盤癒着状況について確認し……MRIでは後壁の癒着まではわからない／NO

・癒着状況をあきらかにするか、また、その疑いを強くし、高度な医療が可能な病院に転送する……癒着は事前にはわからない／NO

・速やかに子宮摘出に移行し……かえって危険。剥離し始めたら最後まで剥離する／NO

・クーパーを使用して強引に胎盤を剥離して子宮内胎盤剥離面から大量出血……クーパーの使用は問題ない／ＮＯ

ＮＯがならんだ。これは無罪を主張していくべきだ、と心が張る。

だが、検察は起訴できると踏んで逮捕している。検察の筋書き、構図とはどんなものなのだろう。そして今書き入れたこのＮＯがほんとうであっても、検察にわからせることができるのか。

絶対に予断を許してはいけない。

加藤医師にお子さんが誕生

この夜に加藤医師のご長男が誕生していた。自分の手で取り上げると決めていた最初のお子さんである。

加藤医師はどんな気持ちか。奥様は、このような状況のなかで、我が子の誕生をどのような覚悟で迎えられたのか……。

26日、大野病院産婦人科が閉鎖

26日の朝には、大野病院産婦人科が閉鎖されたという報告が福島から入る。閉鎖？　ということは、あとに赴任する医師が確保できなかったのか。病院の産婦人科閉鎖により、この事件はいよいよ社会的事件になっていった。

医師たちとの2・26

医師11人弁護士7人

「よろしく頼みます……」

と絞り出すように言われる。見る間にお顔をくしゃくしゃにされた。しばらく無言。言いたいこと訴えたいことが渦巻いているが言葉が出てこない。その目には、疲れと必死さが宿っている。すぐにこの方が加藤医師の恩師、福島県立医科大学の佐藤教授だとわかった。

佐藤教授は加藤医師を大切に、そして厳しく育てられたのだと確信する。

2月26日15時、勉強会のテーブルに着いた医師たちは大学教授や診療現場の第一線を担う医師が11人。弁護団は私を入れて7人。生徒より教師のほうが多い。

どの医師の顔も真剣だ。なんとか起訴を止めようという意気込みに燃えている。

メンバーの紹介が終わるとすぐにレクチャーが始まった。

佐藤教授は白板の前にいき、いきなり胎盤の図を書き出した。

「どうしてお産で大量出血が起こるのか、説明します。

胎盤は薄い膜を間において、子宮に接しています。

その面には細かい穴が開いていて、おかあさんの血液が入るようになっています。どこに入るかというと、このシダがからまっているような絨毛叢と呼ばれる部分。

おかあさんからの新鮮な血液は胎盤の底のおかあさんの動脈から出てきて、胎児の老廃物はやはり底にあるおかあさんの静脈へといきます。

150から200の絨毛叢に対して、だいたいで120の開口部があります」

先生がおわんの底に、子宮側の胎盤動脈の出口をひとつひとつ描く。

「おかあさんの血液は静かなシャワーのように、毎分500mlくらいの血液を胎盤に送り込みます。母体はこれほどの血液を、胎児を育てるために送りこむのです」

500ml！　毎分、中くらいのペットボトルの容量が送り込まれる！　厳粛な気持ちで聞く。

「つまり子宮側についている、胎盤の底には、動脈の口と静脈の口が、コロニーごとにあいているわけです。

胎盤は脱落膜という薄い膜を隔てて子宮と接しています。分娩で胎盤が剥離すると基底板は白い膜になって、胎盤について子宮から離れていく」

われわれは、びっくりしたり、ポカンとしたりして聞いていた。

脱落膜とか出てくると、なぜ脱落するのに膜というわけ？　と思考が止まるのだ。

そんなわれわれを見て、また同じ講義が繰り返される。

弁護団から頼んだレクチャーだったが、いまや先生がたは「この逮捕がおかしいということを、科学的にキチンとわかってくれ」と弁護団の説得に必死だ。

われわれもなんとか理解したい、医師たちと同じ知識、同じ憤りを感じたいと必死だ。

止血の原理

「出産に時に大量の出血が起きるのは、ぎりぎりまで胎盤が胎児の命を守って、つまりは血液を送り続けているからです。

ふつうのお産では胎児が出ると子宮収縮が起こり、さまざまなメカニズムで胎盤は子宮から剥離します。子宮の収縮によりコロニーごとにあいていた動脈の口と静脈の口の一つ一つがつぶされることとなり出血は止まります」

澤先生の解説に、われわれは無言だ。理解できないと思われたのであろう。佐藤教授が一歩前に出て、

「つまりねー。おもちをうーんと薄くしていくとしまいに、あちこち穴があいたりするじゃない。ところがそれをギュッと固めるともう穴はなくなるよね。そんな感じだ」

なるほど、紙にあいた穴なら紙を丸めてもなくならないが、生きている子宮なら収縮すれば無数の穴も塞がる。

なんという柔軟性、というよりこれがお産の神秘なのだろう。

次には別の先生が、前置胎盤を図解しながら解説した。

なぜ前置胎盤は危険か

前置胎盤が危険なのは、収縮力があまり働かない子宮の下のほうにまで胎盤がかかっているので、出産時に子宮の収縮が十分に働かず、そのために止血がむずかしくなりがちだからだ。

つまりは餅というより、紙のようになっていて無数の穴がつぶれないということだ。なるほど。私の疑問のひとつが解けた。

次は癒着胎盤の種類と見分け方。

癒着の程度によって、浅い方からアクレータ（accreta／楔入胎盤）、インクレータ（increta／嵌入胎盤）やパークレータ（percreta／穿通胎盤）と分けられることなど、一般には何日もかかるという講義が続く。

基礎知識を解説し終えると、今回の胎盤の位置を説明する。

「今回の胎盤の位置は、さまざまな情報から、子宮の後壁、これは妊婦の背側に当る。背から子宮の子宮口の一部を覆っていました」

と、胎盤の位置に線を引いた。帝王切開の仕方が語られ、つぎには胎盤剥離の場面となる。

クーパーはこう使う

「クーパーはどう使ったのですか」

ある弁護士が聞くと、ある先生がクーパーを持って白板の前に出てきた。そして白板に図を描いて、その図に向かう。

「帝王切開しているから、おなかと子宮は開いている。こういう状態だ」

と図を示す。

「子宮の後壁の上の方から胎盤を剥離していく。加藤先生の供述では上から手で剥離してきて、剥離がむずかしくなってクーパーを使った……。このようにかな」

とクーパーを閉じたまま持って、刃を下にした。

「いやいや、それじゃ術野（手術する時必要な視野の範囲）が見えないんじゃないか」

と別の先生が立って前に出てきた。

「いや見えるでしょう。はがす面を見ながらできるはず」

また、ほかの先生が加わる。

大学ごとに手術の立ち位置が違う

白板では議論ができなくなり、机を手術台に見立てて、何人もの先生がたが集まった。胎盤をはがしていく面が、どう見えるかの論議が始まった。

「そこからでは見えないでしょう」

「いや、見える」

「そんなはずはないよ」

「いつも見えるよ、何言ってるんです」

「おかしいなあ。先生はどう立っているんです」

「私は患者の右です」

「われわれは左だ」

「なんだ、そういうことか」

けんか腰の論争にあっけにとられていたが、大学ごとに帝王切開時の執刀医の立ち位置が違うのだとわかった。

立ち位置が違えば手元の見え方が変わる。議論が噛み合わないわけだ。

「すみません、クーパーの使い方をもう一度」と弁護士が頼む。

先生がたはもう座らずに立ったままで、

「加藤先生じゃないから推測だけど、おそらくはこうやって」

とある先生は手のなかにクーパーのほとんどを入れて、下向きに、クーパーを閉じたままでもって動かして、解説する。

「いいかい。今まで手の指をそろえて、いわば手刀のカタチで、胎盤を剥離してきた。はがした部分の胎盤は左手で支えている。さて、はがしにくくなってきた。どうしようか。手刀で指の幅で差し入れるより、クーパーのほうが細いよな。こうやってゆっくりと、接着面に差し入れて動かしながら損傷が少ないようにはがす。第一、手でやるよりも術野がよく見えるよ」

「よりよい、いわば先進的な措置を加藤先生はした、ということじゃないか」

と別の医師が発言。

「そういうことだね」

ふーっと、弁護団からため息がもれた。

剥離は続けるべし

「癒着がわかった時点で子宮摘出に進むべき、と警察が主張していますが、そうする場合、子宮摘出は具体的にどうするのですか」

と弁護士が聞くと、

「そのままではものすごくやりづらい。胎盤という、かさばる重たいものが入ったままの子宮は、だるま状になり手術する視野をさえぎる。そのうえ、子宮の動脈静脈からの出血が続いているから、よく見えないんだ。

この出血は、実のところ、前置胎盤の剥離による出血なのか、癒着胎盤の剥離による出血なのか、わからないでしょうね。

子宮は膀胱と接しているから、摘出となれば膀胱から剥離し、尿管からも剥離するのだが、胎盤が入ったままでは、ものすごくやりづらいですよ。強引にやれば極めて危険な手術になる。とにかく止血しないと手術の視野が確保できない。だから剥離した面をタオルなどで圧迫したり縫合したり、医師の両手で子宮の前と後ろから圧迫したりして止血を図る。子宮を摘出する時は、子宮の動脈を器具で圧搾し切り離すことになるが、その時に非常にもろく損傷しやすくなっている子宮壁にあたり、そこから出血することも起こる。

加藤先生は止血をして、輸血の届くのを待って子宮摘出をしたのだが、それは正しいと思う」

と答えてくれた。別の医師が付け加える。

「これが前壁への癒着だと、超音波でもわかりやすいし、帝王切開で切った時に、肉眼で見える場合がある。健康な子宮は美しいピンク色をしているが、癒着の程度が高いと血管が浮き出たり、血流が透けて紫色に見えたりするんだね。

そういう場合は、子宮の癒着していない部分から児を出産させて、そのあと子宮摘出に移る。

それも出血が少ない場合だ。

また、いったん子宮もおなかも閉じて、あとから胎盤を出すという方法もあります。

こういう方法だと子宮の温存が可能ですが、あくまで最初から癒着がわかっている場合です。

このケースでは、子宮の後ろ側に胎盤が付いているから、超音波も届かないし、おなかを開けても肉眼では見えないのです。

癒着があるのか不明なままで、胎盤が自然にはがれないので、手で胎盤を剥離した。剥離を中途まですれば、はがれたところが余分な臓器のようになって存在するわけで、剥離の中途から子宮摘出をするのはむずかしい。

だからはがし続けて子宮の収縮を待った。しかし出血がなかなか止まらなかった」

別の先生がいう。

「子宮が収縮しないと、胎盤に栄養補給してきた母体側からの血管が塞がらない。止血には子宮の収縮が一番なんだ。

だから胎盤を取らなければならない。胎盤を剥離すればおのずと子宮は収縮する。そのタイミングを外しちゃダメだ。

胎盤をはがし始めたら、最後まで取る。無理にはがして多少の傷ができたとしても、とにかくはがすことだ」

「そうです。みなさん、わかってくださいね。

胎盤ははがし始めたら最後まではがす。ムシろうが、チギリとろうが、とにかく最後まではがしとる。子宮収縮にまさる止血はないのです」

われわれ生徒は喰いついてさまざまに質問する。先生がたは、入れ替わり立ち替わり、かんでふくめるように、同じことを繰り返した。

最後は先生たちの熱気に押されて、生徒たちはただうなずくしかできなかった。

医師たちの顔つきで危機を実感

その後も、被疑事実の要旨にそって、講義と議論が続いた。

夜がふけるまで休みなくレクチャーは続いた。この日の収穫は大きかった。それは何よりも、先生方が見せた正直な表情だった。

「むずかしいなあ。どんなベテランでもむずかしかったかもしれない」

「羊水塞栓症（胎児の羊水が母体血液にまじり血栓をつくり、急激な低酸素症におちいり、母体死亡に繋がる）、あるいは産科ＤＩＣ（出産時の大量出血で血液の凝固因子が消費されて起こる播種性血管内凝固症候群）となり、止血が困難になるというお産の一番危険な状況になったかもしれない」

とみな口々に言う。

医師たちは一ように眉をひそめ、加藤医師の置かれた危機的な状況を、自分の体験と重ね合わせ、思い浮かべているようだった。

その顔つきが大きな合点だった。われわれは、医師たちの顔つきと様子で、どんなにむずかしい出産だったかを実感した。そしてすべてのお産が、命の危機と隣り合わせにあると理解できたのだった。

われわれはこのレクチャーで、この事件に対してはっきりと目が開いた、と言ってよかった。それまで子宮の前壁とか後壁とか、はっきりわかっていなかったし、癒着も剥離も実際には、どういうことなのか、ぼんやりとしかわからなかったのだ。

レクチャーを受けても、すべてを医学的に理解できたわけではなかった。

だがわれわれは、加藤医師が事件の日にどういう体験をしたのか、その悲痛さの輪郭をおぼろげながらもつかむことができた。

最大の収穫は、どの先生も加藤医師のやり方は間違っていない、適切だった、ほかにやりようはないと強調したことだ。温情にかられて加藤医師をかばおうということではない。どなたも真剣なまなざしで、臨床的に珍しく、かつ極めて対応がむずかしい症例で、救命が困難であることを、医師として命への畏敬を込めながら、われわれに伝えようとした。

レクチャーは、食事も忘れ、ひと時の休憩を挟む間もなく、日付が変わっても続いた。


医師たちに、検察を説得するために、意見書を出してほしいということ。そしてクーパーを使うことは問題ない、とする文献をなんとかさがしてほしいとお願いした。

2月26日
夜、意見書の書き込みラッシュ

加藤医師の勾留期限が切れるのは、3月1日。あと時間にすれば残りわずか48時間。できるだけのことをしたい。レクチャーが終わったその夜を徹して、兼川弁護士が上申書のたたき台をつくり、平岡弁護士が勾留延長に対する準抗告申立書を書き、27日未明にメーリングリストに載った。わずかな時間でよくここまでまとめたものだとびっくり、感心しているとすでにリンク上での加筆、修正の嵐が始まっていた。

兼川弁護士のたたき台に、平岡弁護士が訂正、水谷弁護士が加筆、そして木原弁護士がまた修正。その繰り返しでファイルが行き交う。

メール送受信は頻繁となり、意見書は広範囲な視点からとらえた論点が書き込まれていった。よく見ていないと、どれが、一番新しい意見なのかわからなくなる。早くなんとか加藤医師を解放したい、その思いがみなを動かしていた。

福島では27日、富岡署が加藤医師宅の家宅捜索に入る。

自宅は奥さまが出産で入院しているので、加藤医師の父上が鍵を開けた。パソコンなどが押収される。

いまさら、何を隠すというのか。自宅のパソコンに何があると考えたのだろう。

佐藤教授と電話で話す。

加藤医師は亡くなった患者の焼香にも墓参にも行ったということだった。墓前に座り詫びたということだ。

過失はない、とする医師の意見書

澤先生と磯崎先生が、待望の意見書を書いてくださった。

1、癒着胎盤の頻度について

アメリカのミラーらの15万件の分娩の研究では癒着胎盤は2万2000件に1例の割合で、この事件と同じような（35歳未満、帝王切開1回、前回切開瘡に胎盤がかかっていない、後壁に胎盤が付着）分娩では癒着が認められたのはわずか1件。このまれな異常を予見し、準備するのは不可能である。

2、癒着胎盤の術前診断について

術前の検査によってわかるのは、癒着胎盤のなかでも程度の高い嵌入（かんにゅう・インクレータ）胎盤か、穿通（せんつう・パークレータ）胎盤であり、ほとんどは事前にはわからず、胎盤を剥離する段階で癒着の程度がわかるものである。癒着が確実にわかるのは、摘出した子宮の病理診断によってのみ。

3、胎盤剥離におけるクーパーの使用について

クーパー使用はむしろ適切。

4、準備輸血が5単位であったこと

通常、前置胎盤で帝王切開の輸血用意は4から6単位であり問題ない。

と書いてある。これを何人かの専門家にみてもらい、加筆修正するという。

メールでファイルを送れば、接見にいく弁護士が書類にして、その日のうちに検察に出せる。

ＩＴ時代になって、あっという間に仕事が進む。

この日からメールのやり取りが加速。何時間かメールチェックしないと、重要な対話が進んでいて度肝を抜かれるようになっていった。

これまでは、加藤医師に接見して取調べの様子を聞くばかりだったが、医師からのレクチャー

で闘う方向が見えたとなると、みな自信まんまん、水を得た魚のように、活き活きと泳ぎだした。勉強面での理解が足りなかった部分がすぐに露呈して、医師たちを困らせるのはあとのこと。この時は、ソレッとみな、てんでに好きな方向に泳いでいた。

金目当ての弁護士がやってくるぞ

加藤医師は取調官から、「今に金目当ての弁護士がいっぱいやってくるぞ」と言われていた。どんな弁護士がくるかと思っていたら、入れ替わり立ち替わり若い弁護士がきたので面食らっただろう。

「加藤先生は患者さんの亡くなったことに深く苦悩していますが、決して弱音をはきません」

「いつもまっすぐに座っている」

「視線がゆるがない。冷静ですよ」

若手からの報告である。受任して1週間を迎えようとするこのころには、若手全員は加藤医師と接見していて、みな、加藤医師の誠実な人柄にひかれていた。

けっして愚痴をこぼさず、警察や検察の批判をせず、倦まず弛まず、加藤医師は取調べに答えていた。

「以前にも、全前置で緊急帝王切開という症例があって、この時は麻酔科医がいなかったので、自分で腰椎麻酔をおこない、外科のドクターの補助のみで帝王切開をおこない、無事終了した。

外科の先生も、帝王切開の補助は慣れています。

いまだに、どうして救えなかったのか、わからないのです。

止血している時は無我夢中だったから、記憶もあいまいで困っています。なんとか思い出したいのですけれど」

と加藤医師は語っている。

加藤医師は普段の生活でも、ずっと、あの患者さんをなぜ救えなかったかと、責めながら暮らしていたのだろう。その気持ちが言葉ににじみでている。

弁護士はみな、加藤医師に人としての誠実さを感じていたが、何よりも嘘を言わない人ということがありがたかった。嘘さえなければ弁護はやりやすいのだ。

加藤医師と会って励ましたい。だが、まだまだ会えない。

医師とは治療がうまくいって当たり前、何かあれば、猛反省し、修練に励まなければならない職業。だが振り返ってみれば、われわれ弁護士もそうで、いつもいつも依頼人の求めに応えられるとは限らない。裁判で人生が変わってしまう人々の前にただ佇むしかない時もある。

だから加藤医師に共感するのだろうか。

接見から帰った兼川弁護士は、

「なぜ逮捕勾留されなきゃならないんですか。起訴が相当だと思うなら、在宅で起訴すればいいじゃないですか。

自白させたいから、勾留しているとしか思えない。ただでさえ、自分を責めている人をしつこく責めていけば記憶そのものも変質しかねない」

と全身で怒っていた。

接見にいく弁護士は、加藤医師のご家族とも連絡をとり、加藤医師から家族へ、家族から加藤医師への伝言も伝えていた。

生まれたばかりのお子さんの様子なども伝えた。

クーパー使用例の文献探し

そのころ、福島県で東京で、あるいは全国で、医師たちの「胎盤剥離にクーパーを使用してよい、という文献」探しが、教科書から専門書、論文まで大車輪で始まっていた。

福島の地元では、県立医大の佐藤教授が、意見書を書いていた。

もっとも佐藤先生は加藤医師を育てた先生だから、検察は色眼鏡で見る可能性があった。

私は、日赤の先生がこの事故について語った「自分がしても助けられなかったかもしれない」という言葉に「これは?」と助けられた。

検察も意見書を読んで同じように「これは? 起訴したらまずいかも」と感じるかもしれない。

どうしたら、検察の方向性を変えられるだろう。甘い見通しだと判りながらも、不起訴を模索し続けていた。

弁護士レクチャーで、加藤医師の処置は間違っていなかった、と弁護側のだれもが確信できていたが、それを効果的に解き明かしていかなければならない。

業務上過失致死罪には問えない、その根拠を示していき、検察がそのことを素直に理解できれば、起訴はないだろう。

しかし、検察は逮捕まで動いたのだから起訴してくる。と、私は半ば確信していた。

検察をとことん疑ってかかり、グウの音もでない証拠を積み上げていくしかない。

しかし、こういう私の感性は、若手たちに、いたずらに心配しすぎ、完璧主義と嫌われるかもしれなかった。

検察官司法の悲劇的状況

私が検察不信、裁判所不信になるには、それだけの理由があった。

有罪率99・9%とも言われる有罪率の異常な日本の刑事裁判で、無罪をとるには、執拗な追求と大きな運が必要なのだ。

私が若い男性の弁護人になった「板橋わいせつ事件」事件（判例時報1331号、判例タイムズ713号）。

被害者である小学生の女児とその犯行現場を目撃し、その犯人と会話をしたとされるマンションの管理人、この2人の証言が検察の決め手だった。

現場に通い、取材を重ね、地を這うような調査を続けた。法廷での反対尋問で女児から犯人は「胸にポパイの絵があるシャツを着ていた」との思いがけない証言を得た。どの調書にも被告人の着衣は白無地となっている。検察官に動揺が走った。犯人はほかにいる。

もう一人の証人、管理人の証言も、われわれの反対尋問に耐えられずくずれた。

一審判決は無罪だった。

しかし、判決言い渡しの日の晩、よく知っている地検幹部の検事から電話がかかってきた。

「よくやった。記録も読んだ。確かに証拠は無罪だ。だけどな、これはスジから言って間違いなく有罪だ。見てろよ。高裁ではひっくり返すからな」

驚いて私は言った。

「証拠で無罪、スジから有罪とはなんなのですか？」

「警察の捜査がヌルい。この署はいつもだらしないんだ。だからといって犯罪者を野放しにできない。それがスジ」

「証拠がなくても犯人としていいんですか？」

「おまえはまだ青い」

一方的に電話は切れた。

電話での予告の通り、検察は控訴。高裁判決は予告どおりに逆転有罪、実刑判決であった。高裁のある書記官は、「まさかの判決。信じられないですね」と小声で言った。

どうして？　そんなことが？　無実の人間を刑務所に送るのか。

私は怒り、絶望した。

自分に正直に生きたい。不器用な私の居場所は社会のどこにもないだろうと弁護士になったのに、裁判所に裏切られては行き場がない。

私は怒りを最高裁への上告理由書にぶつけた。

「東京高裁は東京地検公判部東京高裁出張所と言われている」

と書き出した。この言い方は刑事弁護に関わる弁護士のなかでは半ば冗談のようによく言われるのだが、正面切って裁判所に向かって言うバカはいないだろう。あまりにも過激だと仲間から止められたが、そのまま提出。

これで有罪なら笑い者、憐れなピエロだ。もう生かされる場もない。ひっそりと生息している法曹界の片隅からも追い払われるだろう。

しかし、最高裁は、私の思いを受け止めた。最高裁判例法廷での無罪判決。感無量。

被告人だった彼もそうだったろうが、私も、ああ、これで生きていけると思った。

検察の証拠を調べろ

「検察の証拠から無実の証拠を探しだせ」

私はそう若手に言う。

厳しい現実認識を持ってもらいたいからだ。自分たちの努力で無実の証拠をつかむなど夢のまた夢。どんなに調査し取材したって、国家権力の捜査力には勝てっこない。圧倒的な力の差がある。

若手がそこらへんを理解しだしたら「裁判官も信用できない。それが司法の現実だ」とささやくのだ。

裁判官であった木谷明先生は、その著『刑事裁判のいのち』（法律文化社）のなかで若き日、検事から次のような言葉を聞き、裁判官として懊悩したと語っている。

「裁判官は検事の主張とあまり違ったことをしないほうがいいぞ。何故かというとわれわれはむずかしい問題は、庁全体、あるいは高検、最高検まで巻き込んで徹底的に協議してやってるんだ。それに比べてあんたたちは何だ。１人かせいぜい３人じゃないか。そんな体制で俺たちに勝てるはずはないんだ。仮に一審で俺たちの主張を排斥して無罪判決をしたって、俺たちが控訴すれば、たちまちそんな判決は吹っ飛んじゃうんだ」

木谷明先生の経験は私の絶望体験と重なっている。これが検察官の本音であり、それは変わらないのだ。

われわれの鑑定人

検察を動かす「極めつけの意見書」をどんどんぶつけたい。そこで人選にかかった。

意見書を書いていただくのは、周産期医療の経験が深く、指導的な立場にいる先生がいい。佐藤教授、澤先生と相談して、東北大学教授の岡村州博先生（日本産婦人科学会常任理事、日本産科婦人科周産期委員会委員長・当時）宮崎大学医学部産婦人科教授の池ノ上克先生（新生児周産期学会理事長・当時）に、お願いできないか、ということになった。

しかし、ふたりの巨匠は裁判になった時の証人としてとっておきたい、という思いもあって迷う。

起訴されることも覚悟して裁判で闘う材料を温存すべきなのではないか。

だがしかし、日本の周産期医療の担い手といえる両教授が、ミスなしと意見書を書いてくれるならば、不起訴になる可能性もあるのではないか。闘えるすべはすべて出し尽くす。後で後悔をしないためにと、お二人にお願いすることにした。

「公判になって、更に専門家が必要になったらば、世界に目を向けよう。世界の周産期医療の医師達も、この事件に注目しているから、いざとなったらば、それも考えよう」

佐藤教授は、そう言い切った。

2月28日
勾留延長を防ぎたい

患者さんから応援メール

加藤医師を応援するホームページに、加藤医師の患者さんからの書き込みがあった。患者からの激励が一番心を支えてくれるであろう。プリントして接見する弁護士が加藤医師に渡す。


亡くなった方には、心からお悔やみを申し上げたいと思っております。私は先生に赤子を取り上げてもらった患者です。率直に先生の印象を書かせていただきます。

妊娠中の検診では、妊婦である私に赤ちゃんの様子を見せてくださるため、とても時間を掛けて、ていねいに診察してくださいました。

出産の時も、結構難産な方だったので私は大変だったのですが後で、「自然分娩でよかったね。帝王切開だったらまだベッドで横になっていたよ」っておっしゃって下さったのです。

その言葉の重み、今も心に沁みております。診察もていねいですし、方針を決める時も納得いくまで説明してくださっていました。

あちこちで飛び交う心ない言葉に、涙が出てきます。

意見書提出

2月28日、レクチャーの夜から、弁護士と医師が修正を重ねあわせてできた意見書を提出。内容は、勾留が不当であること、延長せずに在宅捜査に切り替えることを要望し、医学的な観点から、逮捕、勾留、起訴する過失がないことを訴えるもので、A4判12ページ。

この日、同時に澤先生、磯崎先生が完成させた意見書を検察に渡す。

お二人は、弁護士レクチャーからたった2日で、充実した意見書を書いてくれた。それも忙しいご自分の診察、診療を抱えているそのうえにわれわれの質問にメールで答え、意見書を何度も校正しながら、である。

一睡の睡眠を取る間もなかったのではないか。ほんとうに頭がさがる。

病院の事故防止マニュアル

大野病院の事故防止マニュアルが送られてきた。

被疑事実の要旨の2は、「検案医師としては24時間以内に所轄警察署に届出する義務があるにもかかわらず、届出を怠ったものである」という、医師法21条違反が書かれている。この2についての対応を考えるために、病院の事故防止マニュアルを見たいと頼んでおいたのだ。

大野病院事故防止マニュアルには、「異状死は病院長が届ける」という記載があった。加藤医師の「事故を警察に届けるかどうか、病院長に相談した」というのは、マニュアルどおりにしたのであるから、ごく自然なことであったのだ。

しかし、23日の接見で加藤医師は、捜査側が、院長や県が事実を隠蔽しようとしたのではないか、と疑っている様子だとも、語っている。

医師法21条とは

医師法21条とは、明治に制定された法律を基礎として、現代まで連綿として受け継がれた法律。「医師は、死体又は妊娠四月以上の死産児を検案して異状があると認めた時は、24時間以内に所轄警察署に届け出なければならない」というもの。

ひっそりと生き延びてきた法律が、医療者たちの前にそびえ立つようになったのは、医療過誤事件が続けて起き、カルテの改ざんなど証拠隠しの問題が出てきたからである。

ここでもこの法律が逮捕理由になっていた。

否認しているから保釈せず

意見書を届け、接見してきた兼川弁護士から報告書が入る。

明日3月1日で勾留期間が切れ、検察が勾留延長をしようとすれば、裁判所に申し出なければばならない。

兼川弁護士はそうはさせじと、担当する裁判官に申し入れて、時間を10分取ってもらい、面談をした。報告書にはその時の様子がこう書かれていた。

どうして証拠隠滅の恐れがあると考えるのかという当職の質問に対しては「否認して争っているので、罪証隠滅の恐れがある」ということでした。否認=罪証隠滅ですか、という質問には結果的にはそういう判断、みたいな答え（仰天）。


逮捕容疑を認めず、検察の主張を認めないで争うということは、証拠隠滅の行為をするであろうし、それ故に勾留をする理由があるというのが、裁判官の答えであった、ということである。信じがたい。度し難い。まともな法律感覚ではない。

この時代遅れの裁判官の人権感覚、日本の司法の現実が、日米地位協定の隠れたネックとなっていることは、ほとんど知られていない。

国民の命を守るとは、正しい人権感覚があってこそ、始まるのではないだろうか。

これでは、誤認逮捕や冤罪事件は防ぐことなどできるはずはない。

刑事訴訟法の規定を、この裁判官の言うような形で解釈しているのはおかしい。

しかし、近年、ほとんどの刑事裁判官の感覚はこの裁判官と同じで、保釈申請では、判を押したように「検察官の意見はどうでしたか」と聞いてくる。

検察官が認めない保釈申請に対しては、引き気味の態度を見せる裁判官が多いのだ。兼川弁護士の、「仰天」という文字が怒っていた。

3月1日
勾留延長

この日、検察は加藤医師の勾留の延長を裁判所に申請し、裁判所は勾留延長を認めた。理由は、

1、事案複雑困難
2、被疑者取調べ未了
3、関係者多数のため、関係人取調べ未了
4、再現実況見分未了

というもの。被疑事実の要旨については変更はなし。延長期間は3月11日まで。

これに対してわれわれは用意していた「準抗告申立書」、A4判15ページを、提出する。

勾留延長の裁判に不服を申し立てるとして、7つの項目をたてて解説したものだ。

3月1日から2日にかけて夜を徹して、みなが加筆修正をして練り上げたものだ。

3月3日
偏った報道

3月3日、福島の新聞に、警察の意図的な情報リークか、とも思われる記事が載った。

「送検された執刀医は（中略）手術前に病院関係者から手術の危険性を指摘されながら独断で手術に踏み切った疑いが強いことが、2日までの同署の調べで分かった。加藤容疑者は、女性の手術に当たって十分な設備やスタッフがそろったほかの病院に移送すべきといった忠告も受けていたという。同署は引き続き、病院関係者から事情を聴くなどして手術の経緯や対応などを調べるとともに、当時の病院側の対応も含め事件の全容解明を進めている」

福島での報道は、加藤医師バッシングに徹した報道ばかり。

平成17年（2005年）に県の事故調査報告書が公表されて、病院側が謝罪した時から「医療ミス」「とんでもない医者」という見出しや言い回しが見られた。

2月の逮捕時もその路線だった。

その後一ヶ月のあいだに日本産婦人科学会、医会が、逮捕に疑念を
ほんとうにミスがあったのかと疑いをもつことはなく、逮捕されているからには、過
か、と言わんばかりの扱いである。

新聞社は、警察、検察リーク情報の垂れ流し機関なのか。

しかし、ネットの世界では大野病院で検索すれば、産科医が「加藤医師に過誤はない」と語り「不当逮捕ではないのか」という意見が飛び交っている。

ネットの意見1

私が以前に経験した癒着胎盤の帝王切開例でも、術中出血が一気に10ℓ！を軽く超え、手術室は血の海と化し、麻酔科医がポンピングでどんどん大量に輸血しても全然追いつかない状況下で、子宮摘出も非常に困難を極めました。何とか救命できたのは本当に奇跡としか思えませんでした。

ネットの意見2

母体死亡になったのは大変残念なことでしたが、これは癒着胎盤という致死的な疾患による死亡であり、救命しようと必死に治療を行った担当医を逮捕するというのは筋違いもいいところだと思います。瀕死の人を必死で救命するのは自殺行為ということになってしまいます。

ネットの意見3

胎盤の子宮壁からの剥離を試みてどうしても剥離できない場合に、初めて癒着胎盤と診断できます。剥離を試みているうちに大量出血が始まりますので、「いったん閉創して」なんてことは現実にはほとんどあり得ません。

ネットの意見4

単に前置胎盤というだけの理由で3次医療施設に母体搬送した症例は一例もありませんでした。結果的に癒着胎盤を合併した前置胎盤例は1例もありませんでしたので、幸い、逮捕されずに現在に至っております。

ネットの意見5

20数年前に、胎盤の用手剥離を開始したとたんに、すさまじい勢いの大出血が始まった癒着胎盤例の手術（帝王切開→子宮摘出、大量新鮮血輸血）にたまたま参加させてもらった経験があります。その症例では、手術中にたまたま大量の新鮮血を集めることができたので、運よくギリギリのところで母体を救命することができました。そういう症例は数万分娩に1件の非常にまれな発生頻度だと思います。ほとんどの産科医は一生涯一度も経験しないで済むと思いますが、万一、そういうケースに運悪く当たれば、どの病院であっても救命はむずかしいと思います。

事件報道は、警察の記者クラブに流される「警察の情報」でつくられることが多い。報道陣は、医療事故で記事を書く時は医療を勉強してもらいたいし、注意深くあってほしい。

加藤医師は逮捕され、大野病院産婦人科は閉鎖され、この地域の、年間200人以上の妊産婦は、遠隔地への受診を余儀なくされてしまった。

隣接する地域では、キャパシティーを越える患者を引き受けざるを得ず、過重労働のなかで、さらに医師が疲弊していくであろう。この事件を契機に多くの母子の出産への危険性が高まっていく。

それを警察や検察は、どう考えているのだろうか。そして、警察側をサポートするかのような報道をしているマスコミはどう考えているのだろうか。

「クーパーの使用は問題ない」との文献

県立医大の医師から、加藤医師が過去に学んだであろう、医学書が送られてきた。Jeffrey P.PhelanとSteven L.Clark編の『Cesarean Delivery』という産婦人科の医学書を佐藤教授が訳してくれたということだ。ありがたい。

癒着胎盤の剥離を論じた論文で「簡単な切除」と「鋭利な掻爬（切断を含む剥離）」の部分

ではクーパーの使用がふさわしいという記述があった。

しかも本事件では、鋭利的な掻爬はしておらず、指が入りづらいところを削ぐように使ったのだから、クーパーを使うことは、何ら問題とされないということだ。

3月1日、勾留理由開示を申請

われわれは不起訴に向けて、残った10日間の闘いに、踏み出した。

まずは「勾留理由開示」を求める。

勾留理由開示とは裁判所が法廷を開いて被疑者の前で、被疑者を勾留する理由を述べるというもの。

実際には儀式的な法廷で、この時何かが審議されるわけではない。しかし、被疑者が裁判所に出てくるので、傍聴席の家族や仲間がその姿を見ることができる。

言葉を交わすことは許されないが集団で面会ができる。みんなで応援に行って加藤医師を、力づけたい。

逮捕の日を1日と計算して最大で23日の身柄拘束が認められる。

その間に取調べをして、検察は起訴するかどうかを決めなくてはならない。もう13日がたっていた。加藤医師の心身の疲れはピークに達しているはずだ。

取調べがおこなわれている富岡警察署からいわきの裁判所までは、1時間ほどのドライブが必要で、加藤医師は半日ほど取調べから解放される。

加藤医師が連日の取調べから半日ほどとはいえ、解放されるのは、勾留理由開示しかない。

刑事訴訟法60条（刑事訴訟法207条、211条）では、勾留することができる要件が決められている。

被擬者が定まった住所を有しない時、罪証を隠滅すると疑うに足りる相当な理由がある時、逃亡すると疑うに足りる相当な理由がある時、の3つである。

この法に従うなら、本来は取調べのために逮捕、勾留することはあり得ない。

しかし、否認しているから、罪証を隠滅すると疑うに足りる相当な理由があるという理屈で裁判所は勾留延長を認める。

これが実態である。刑事裁判のあり方はおかしい。これでは裁判官の存在理由さえ見出せない。

勾留延期は、ただただ、公判維持に必要な自白調書をつくるためか？　それ以外に考えられない。

勾留理由開示の手続きは3月6日に決まった。

「でも出廷の時は、手錠、腰縄をつけられます、そんな姿を周囲や家族に見せたくないんじゃないですか」と水谷弁護士が心配する。彼らしい気配りである。

水谷弁護士は3、4、5日と泊まり込みで接見にいくので、加藤医師の家族と連絡をとり、勾留理由開示についてさまざまな根回しをする役目も負っていた。

3月3日、クーパー使用を証明する論文発掘

ついに教科書が見つかった。メールをいただく。

『実地婦人科手術』(遠藤幸三著、金原出版)では、はさみの使用は切断よりもむしろ、その先端で組織を鈍性剥離することが主要な目的である。

また、『臨床産婦人科手術全書』(金原出版)では、はさみの使い方の項で、はさみには本来の切断としての役割の他に、組織の剥離などにきわめて有用な役割がある。と述べられていて、本件にぴったりとあてはまる。

次々と文献がそろえられていく。

3月6日
勾留理由開示

福島地方裁判所いわき支部は、いわき市、平地区の高台、飯野八幡宮の通りを隔てた前面にある素っ気ない箱型の建物であった。

3月6日、われわれは福島地方裁判所いわき支部で一番広い1階の法廷で、加藤医師が出廷するのを待っていた。私はやっと加藤医師と会える。

加藤医師の奥さまは産後間もないことと、加藤医師が来ないようにという指示をだしたので、欠席される。

われわれの後ろには、加藤医師の父上、弟さんが座り、横には佐藤章教授と医局の医師たち、そして九州からかけつけた医師も並んでいる。

朝9時、法廷は静かに開廷した。

加藤医師が、看守に連れられて、ジャージにサンダルという出で立ちに手錠、腰縄姿で出てきた。

まっすぐ前を向きしっかりと歩いてくる。

緊張しているが冷静だ。過酷な取調べに負けていないのだ。

会えた、加藤医師だ。

傍聴の人々からなんともいえない押し殺した悲鳴があがった。

佐藤教授は、加藤医師をじっと見たまま、滂沱の涙が流れるままのゆがんだ顔。

医局の医師はみな、声を殺しすすり泣いている。

加藤医師が法廷に進んでくると、「頑張れ」「みんながついているぞ」と、傍聴席から低い声があがった。


法廷での意見陳述は私の役目となっていた。時間は十分のみ。

私は、のめり込むように、早口で語り出していた。

「加藤医師は1人医長として年間200人以上のお産を担ってきました。ということは24時間オンコールで、寝る間もなく生活のすべてを捧げておられた。そのなかで、出産時の死亡が起こりました」

と一息でいい、あとを続ける。
・後壁での、癒着の予見はできないこと。
・狭義の癒着（絨毛が子宮の筋肉層まで入っていない）であり、従って予見できないこと。
・胎盤を傷つけないように、プローベ（深触子）を装着し超音波検査をした。

・臍帯を牽引したが胎盤が娩出しないので手で剥離にかかる。胎盤剥離の時間は10分から13分であってとくに遅いとは言えない。
・出血は多量。子宮摘出をして止血。手術は無事終わって縫合も済んだところで容態が悪化した。
・準備血は、現状の血液供給体制下では限界があること。
・21条は、厚労省の指針によっても、また院内のルールでも問題ない。過失との認識がないのに、届け出を意識できるわけがない。

と滝の流れるように説明し、業務上過失に当たらないと強調した。

「365日この病院から離れず、この地のお産を担ってきた加藤医師は、患者たちの信頼も厚い医師です。

非常事態に妊産婦さんを助けようと誠心誠意尽くした。

今でも、どうして助けられなかったのか、いつも自問自答しておられます。

加藤医師に業務上過失はない、それは明らかです」

これが事実だ。

過失はないのだ。

それなのに、なぜ、逮捕されなくてはならないのか。

なぜ手錠、腰縄の侮辱を受けなければならないのか。言葉を収めるとうしろの傍聴席がホーッと息つき揺れるのがわかる。みなの気持ちを言い切ったという実感が湧く。

加藤医師は背筋を伸ばしたまま座り、彫像のように動かない。

私の陳述のあとに、加藤医師が意見陳述をうながされる。

加藤医師は立ち上がり、

「私を頼って診察に来られた患者さんが結果的に亡くなられたことについて、申し訳なく思っています」

とまっすぐに、頭を下げられた。つぎに、

「私自身は通常どおりのベストの処置をおこないました」

とだけ言う。

逮捕が不当だとか、残念だ、という言葉もなく、その声にも態度にもよどみもなく、恨みもない。

不当逮捕だと怒る医師たちとわれわれには、加藤医師の態度はあっけないほど淡々と見えた。

裁判所は勾留理由として、検察の言い分どおりの文章を読み上げた。

いわく、事案が複雑困難である、取調べが未了である、関係者が多数である、再実況見分がいる、という形式的な理由。

まさしく儀式である。

加藤医師はまた、手錠腰縄で退廷していく。

傍聴人と合図を交わしたり、言葉を交わしたりすることはできないように、看守が前を向き歩くよう、がっちりと誘導する。


そのはずなのに、加藤医師は自然に振り返った。

佐藤教授と友人たち、父上と一瞬、目を見交わす。

すかさず、「頑張れ」「みなついているぞ」と声がかかる。

これはなんだ、と見上げると看守と目が合った。なぜか腰縄がゆるめられたと気付く。

あわてて感謝の黙礼をしたが、看守はそのまま素知らぬ顔で通り過ぎた。

だがしかし、横顔にかすかだが黙礼を受け取ったという気配が感じ取れた。

これは私の錯覚なのだろうか。

ともあれ、加藤医師には何よりの力づけができた瞬間だった。

心配していた医師たちは、手錠腰縄の厳しい姿にショックを受けつつも、堂々と背筋を正して座っていた加藤医師に、「ああ、大丈夫だ」と安心し、加藤医師もこれだけ多くの医師が駆けつけたことで意を強くしたであろう。

とりもなおさず、これが加藤医師の置かれている現実であり、それをまっすぐに見つめていかないことには、加藤医師を救うことはできない。

帰り際、裁判所の廊下で、佐藤教授が語りかけた。

「加藤先生をつれていった看守が、先生の弁論にもらい泣きしていましたよ」

「えーっ」

私は驚いた。加藤医師を退廷させる時に、さりげなく拘束を緩めて、加藤医師が振り返ることを許したあの人だろうか。

「あれだけ理路整然と言っても、まだ、わかってもらえないどころか、まったく反応しない。裁判所は最初から勾留を認める、って決めていたんでしょうけれどね。

裁判とは怖いものだねえ。私は今日、身にしみてわかりました」

と佐藤教授は唇を噛みしめ下を向かれた。よほど悔しい思いなのだろう。

今日の法廷もひどかったが、私の想定内だったなあ、とぼんやりしていると、「そういえば、マスコミリリースどうしますか」と平岡弁護士が問いかけてきた。

われわれは「勾留理由開示」があることを、ことさらマスコミに知らせなかった。この日の開廷は、警察側からも報道に知らされなかったのだろう。だからどこの社も来ていなかった。

これまでの報道は加藤医師が、大きな過ちを犯したような論調で終止していた。これらの報道は間違いだし、どこかで加藤医師の名誉回復をしなくてはならない。この日、報道陣が来ていたら、用意していた弁護団からのリリースを配るつもりだったが、できなかった。

起訴が決まるまでは、検察を刺激しないほうがいい。

われわれが掴んでいる事実をいつ報道へリリースするのがいいのか、じっくり考えなければいけない。

3月8日
起訴させまじ、最後の努力

それまで、新聞社の取材にはできる限り丁寧に答えてきた。

その成果なのか、3月8日の朝日新聞「時々刻々」に、「産科医逮捕に困惑」のタイトルの記事が載った。

医療者からは「逮捕はおかしい」という声があがり、産科医療の担い手が不足していくという不安が広がるなど、リポートし、東京都医師会と都病院協会の代表が厚労省で会見し、「医師法21条など法律の整備を早急にしなければ、医師の不安は増大し、結果として萎縮医療になり、患者さんの不利益にもなる」

と声明を出したことも報じられていた。

これは医師がミスしたという医師バッシングの報道から離れた初めての報道であった。記事は不当逮捕だとは言っていないが、疑問を投げかける構成になっていた。

検察へ出す用意をしている意見書を見直す。意見書を出したことで不利になってはいけない。

提出ずみのもの

・2月27日付、日本産科婦人科学会幹事、日本医科大学女性診療科・産科講師、医学博士澤倫太郎先生・日本医科大学女性診療科・産科講師。磯崎太一先生作成の意見書

・クーパーの使用に関する医学書

・東北大岡村教授意見書

・宮崎大学池ノ上教授意見書

この上にさらに何を出すかの意見交換、提出を迷うものは加藤医師の意見を聞く、などなど、あわただしくメールでの協議が続く。

加藤医師に接見して意見を聞きたいが、大谷弁護士から加藤医師は今日は1日、いわきでの取調べで深夜までかかる、と連絡がくる。

医師会関係からは、抗議文、声明文などの相談もくる。みんな手分けして仕事をしたが、休む間もない。

3月9日 支援のホームページアップ、弁護団会議

加藤医師を支援するグループが公式ホームページをアップ。

加藤医師の所属医局である福島県立医科大学産婦人科の佐藤章教授が代表となり、「周産期医療の崩壊をくい止める会」も発足。

同日、福島の新聞に「応援の提案応ぜず」というタイトルの記事がでた。これは加藤医師が、スタッフの助言に耳を傾けなかったと非難する記事である。

3時15分に手術室に院長が入って、ほかの医師に応援を頼むことを提案したが、加藤医師は断った。捜査関係者は「自分の技術を過信していたことが、医療過誤に影響したのではないか」などと話している。

（2006年3月9日付福島民報）

県警の調べでわかった、ということは県警からの情報がなくては書けないわけだ。

うーん、今こんな記事を書かせるとは、起訴するという意志をあらわに伝えたいのか。

実際には、加藤医師は予定日の前に隣の病院の医師にいざという時は応援を頼む、と依頼していた。そのことを手術の前に女性やその家族にも伝えていた。

3時15分、手術室での止血処置などに大わらわだったが、そこに院長がきて「応援を頼むか」と聞いたのだ。

この院長の提案に対して加藤医師は「その時は無我夢中で呼ぶ余裕もなかった、自分たちだけで大丈夫だと思った」と取調べで語っている。

これは、帝王切開手術での胎盤剥離などの処置は終了しており、止血操作にかかり切っている時であり、捜査関係者の「自分の技術を過信していたこと」という見方は、医療の現場を知らないが故の全くの的はずれなのだ。


この記事をメーリングリストで見た弁護士たちは、メールで怒りをぶつけあっていた。

集まれる若手に集まってもらい弁護団会議を開く。

まず、意見書の対応を決める。

激しい討論があったが、最大限、出せるものは出そうという結論になる。

つぎは弁護団の動きについて。

11日が勾留の満期だが、その日は土曜日にあたる。10日の金曜日中に検察は起訴する、と答えを出すということも考えられた。

起訴の時は、声明を出すか、記者会見を開くのか。

不起訴の時は、どう行動するのか、議論が百出した。

「起訴は考えたくないですね。今準備するのは縁起が悪いですよ」

という木原弁護士のひとことが出て、

「事態が動いた段階で加藤医師の気持ちを一番にして行動しよう」

とみなで申し合わせる。

3月10日
起訴

仮眠を取って夜が明けた。

10日朝6時のNHKの東北版で、検察は本日中に起訴すると放送。あちこちから「起訴らしい」という情報が入る。

「起訴された」と福島から電話。これから公判へと向かう、本格的な闘いが始まる。

「ホントなんですかね。悔しいし、悲しいし、どうしようもない気持ちです」

と水谷弁護士。若手たちは、これだけ立派な意見書を出したのだから、不起訴の可能性もあると、一縷の望みをかけていたのだろう。私は若手たちに向けてメールを送る。

今は、起訴状の内容を確認することが必要な段階に移行したかと思います。

弁護団をこのままの体制で継続することができるのか、体力的な問題を含め、種々考えなければなりません。とくに、勤務弁護士の方々は、勤務先事務所との調整が必要であり、そうは簡単に弁護活動を継続できるとは言えないでしょう。その意味で、深刻な事態と受けとめております。

安福謙二

すると、わが師であり戦友である澤先生から激励がきた。

不規則発言ですが、ここまできたんだ、ここまで大事《おおごと》になってきたんだ、大将とともにいっしょにルビコン渡りましょうよ。全面的にご支援します!

澤倫太郎

同情論がひっくり返る

3月10日夕方、ある警察関係者が「公判が始まれば、今までの同情論がひっくり返る。それが過失の証明になる」と語ったと情報が入る。

「同情論がひっくり返り、過失の証明となる」とはいったいなんのことなのか。

検察の起訴の記者会見が開かれた。この記者会見の様子を伝えた12日の記事がある。

次席検事は、「術前で『付着』に気付いた時点で罪に問うているわけではない。手術中、手ではがれなかった時点で子宮摘出に移行すべきだった」とする。

医師法違反の罪について、片岡次席は「大量出血すべきでない状況で大量出血しており、過誤に関係なく、異状死と認識できる」とした。「異状死」について定まった定義はないが、「判例や実務でとらえられている通常の法律解釈に基づいて異状死と判断した」と述べた。

医療過誤事件としては異例の逮捕に踏み切った理由について、片岡次席は「遺体やビデオなどがなく、関係者の協力が不可欠な状況で、真実を見極めるため、身柄を確保した上で話を聞く必要があった」とした。同地検は、福島地裁に対し、加藤容疑者の勾留継続を請求している。

（2006年4月12日付朝日新聞福島県版）

起訴のショックがインターネット上に広がっていく。

これまで不起訴となるかもしれないと、抗議を控えていた団体も黙ってはいられないと、用意の文面を発表しだしたのだ。

福島県医師会が「県立大野病院の医療事故について」の報告を発表。

茨城県産婦人科医会、日本産科婦人科学会茨城地方部会・茨城県医師会が声明を発表。このあと全国の医師会、学会、医療関係団体の抗議、声明、抗議文発表が続く。

3月11日
起訴状は、事故報告書の3つの要因のひとつだけが訴因

11日に起訴状を入手。

起訴状は、被疑事実よりもずっと単純なものになっていた。

まずは「術前検査において前回帝王切開部への胎盤癒着を認めていたうえ」とある。

(癒着がないことを確かめて帝王切開している。加藤医師の述べた事実と違う)

「臍帯を牽引しても胎盤が子宮から剥離しなかったため、右手指を胎盤と子宮の間に差し入れ胎盤を用手剥離しようとして、胎盤が子宮に癒着していることを認識したのであるが、このよ

うな場合、胎盤の剥離を継続すれば、子宮の胎盤剥離面から大量に出血し、同女の生命に危険が及ぶおそれがあったから」

（剥離しなければ癒着しているかどうかもわからない。胎盤癒着の程度やそのほかさまざまな事情によって出血するかどうかも変わる）

「直ちに胎盤の剥離を中止して子宮適出手術等に移行し、胎盤を子宮から剥離することに伴う大量出血により同女の生命の危機を未然に回避すべき業務上の注意義務があるのに、……クーパーを用いて漫然と胎盤の癒着部分を剥離した過失により」

（剥離が完了しないまま、剥離を中止し、胎盤を子宮内に残したまま安易に子宮摘出術に進むことは極めて危険である。止血操作を行うためにも剥離を継続するべきである。本件では、胎盤娩出を完了し止血も、子宮摘出も無事すみ、最後の閉腹措置の時に容態が急変した事実を無視している。何よりも検事主張のような子宮摘出術をする産科臨床医は存在しない）

起訴状は、逮捕時の被疑事実にある（事故報告書にあった）3つの事故の要因、

1、癒着胎盤の無理な剥離
2、対応する医師の不足
3、輸血対応の遅れ

から、2の対応する医師の不足と、3の輸血対応の遅れが消えていた。

2の対応する医師の不足は、帝王切開も胎盤の剥離も、術野の狭さがあり、加藤医師一人と助手を務めた外科医で充分であり、ほかの医師がいても助けようがない。止血や循環動態管理のためには人員が足りなかったかもしれないが、麻酔科医を差し置いて加藤医師がその判断をし、人員補充を求めることはあり得ない。手術現場の実態を知らなさすぎる。

3の輸血対応の遅れも、術中に院内で職員らが献血して新鮮血を集めていたが、麻酔科医の判断で、その新鮮血での輸血は断念している。

検察は2と3は過失を証明するのがむずかしいと判断したのだろう。

そして被疑事実にはあった事前の検査の問題と、転送の問題もなくなっていた。

また、「クーパーを使用して強引に」とあった逮捕時の被疑事実は「漫然と」に変わっている。

ずいぶん雰囲気が変わったぞ、が第一印象だった。

「不告不理の原則」は法の基本

不告不理の原則、これは裁判所が、起訴状にしるされた事実（訴因）に記載された事項に対してしか、審理し判決を下すことはできない、というもの。

この起訴状を見るかぎりでは、過失行為として「胎盤剥離を中止して子宮全摘に移行せず、漫然と剥離を続けた」の行為事実しか検察は罪に問わない、ということになる。

過失行為がないとされても、21条問題は、残る。しかし、過失なしの場合でも21条を問うのかという問題提起のためにも闘う価値がある。

被疑事実の要旨にはあった「転送すべきだった」「輸血準備の義務を怠っていた」あるいは「ほかの医師の応援を頼むべきだった」は、消えている。これらは、過失として問えない、つまりは検察側が当該過失の立証は無理と判断したのであろう。

逮捕してから取調べの間の加藤医師の供述や、われわれが出した意見書を読んだ結果かは判らないが、争点が少なくなることはよいことである。

不起訴に持ち込めなかったのは断腸の思いだが、起訴状が被疑事実の3つの訴因からひとつになったことは、起訴前弁護の成果だと思うことにした。

3つの訴因で争うより、ひとつなら断然集中できる。

それにしてもなんということだろう。

訴因は、「胎盤の剥離を中止して子宮適出手術等に移行し、生命の危機を未然に回避すべき業務上の注意義務があるのに、……クーパーを用いて漫然と胎盤の癒着部分を剥離した過失」としている。何度も意見書で、周産期医療の診療現場では、「いったんはがし始めたら最後まではがし切る。胎盤の剥離を中止して子宮摘出手術には移行することは極めて危険であり、行うことはできない」と書いたではないか。

どうして検察は、素直に現場のベテランの声を聞いてくれないのだろうか。現場の実態を知ろうとしないのか。

これで有罪に持ち込める、と本気で思っているのだ。

裁判官が、素直にまともに判断してくれたら、無罪は間違いない。

しかし、その裁判官が、まともか否か。

容易なことではないというのが実感。

私が体験した、検察官の後見人かと言いたくなる東京高裁の裁判官のような人に当たる確率は、決して低くはないからだ。

現地の大谷弁護士から、検察の記者会見の報告。

記者会見は長時間でていねいなもの。

多くの記者は「やはり問題とすべき過失はあると納得」という印象を受けたという。

「何か過失がある」という一般の感覚を「それは違うよ」と、納得させなくてはならない。

それには、何よりも、医学的な視点での、しっかりした検証が一番であろう。

もっともっと医学的理論武装をしなければならない。医学的にどう闘うべきか、医師たちの知恵を借りたい。

11日夜に、協力してくれる医師たちと弁護団の会議を設定したい、と医師たちに呼びかけた。

澤医師、磯崎医師はもちろんのこと、福島県から佐藤教授ほかの医師たちが駆けつけてきてくれることになった。

起訴になったということは、起訴できるために取調べがすんだということでもあるので、すぐにも保釈を求めようと「保釈許可申請書」を準備していた。

佐藤健寿弁護士から、用意してあった保釈許可申請書を検察に出してもらう。若手弁護士たちがA４判３枚で作成した保釈許可申請書だ。

いよいよ、裁判へのスタートである。

３月11日夜、医師・弁護士会議

３月11日、20時から弁護団会議、というよりも勉強会が始まった。

澤先生がみんなの前に教科書を差し出した。

「岡村州博先生の『周産期の救急のコツと落とし穴』（中山書店）に、〈帝王切開時の大量出血の処置〉という論文を、埼玉医大総合医療センターの竹田省医師が載せています。

これは『帝王切開既往の前壁創部付着前置胎盤』を前提としたものです。

手術前に癒着がわかっており、しかも、その癒着の程度がアクレータ（accreta／楔入胎盤）ではなく、インクレータ(increta／嵌入胎盤)やパークレータ(percreta／穿通胎盤)の場合には、胎盤を剥離してはいけないという趣旨です。

しかし、大野事件では、後壁に胎盤があり、従って、癒着が起きていたとしても、手術前には検査をしてもわからない。

しかも、手で剥離を開始した時にも、特に強い癒着の事実は認められなかった。胎盤は、前壁への付着が通例であるのに反し、本件では後壁であったことから、教科書的理解で即断することはできないということである」

ある医師が怒りを含んだ口調で、

「癒着とわかっていて、あるいはその恐れがあることに気付きながら、胎盤をはがしたのだから業務上過失という筋立てですね」

しかし事前に癒着はわからない。わからないからふつうに帝王切開してはがした。はがし終えて出血がひどく子宮摘出に移ったということ。

加藤医師が何回も図に書いて説明してくれたように、後壁に胎盤が付着して大きく伸びて少し前壁にかかっているのなら、よけいに事前にはわからない。

超音波は胎児にさまたげられて届かない。

MRIでわかるかというと、今のところMRI検査の有効性は確立されていない。つまり後壁からの癒着は、わからないのだ。

だから剥離した。剥離してはがしづらくなった時点で癒着かと疑いながら剥離を終える。

なぜ「疑いながら」と加藤医師は言ったのか。

それは、くどいようだが本当に癒着していたかどうかは、子宮を取ったあとの病理検査でしかわからないからだ。

あとから前壁癒着かもしれないか、と聞かれたら、そうかもしれないと答えてしまう。それが現場の医師たちの実感だと言う。科学的な裏付けなく、感覚だけで癒着と判ると言えるのは、胎盤実質が子宮壁を突き破っているような場合だけだということなのだ。

別の医師が、

「カラードプラで血流がプラスだったとしても、癒着だとは限らないのですよ。健康な妊産婦さんでも血流が豊富にみられることはあります。

妊産婦の血液の量は、妊娠後期には妊娠していない時の1・5倍に増えるのですから。そうでもしないと、胎児は育たないんです。なんども言いましたが事前にわかるのは、前壁で癒着しているものだけです」

という。

「その……子宮を摘出したあとの、病理検査でわかるとは、どういうふうな検査をして、どのようにわかるのですか」

と弁護士が聞くと、

「顕微鏡下で、切り出した子宮の切片をみて、絨毛があるかどうか、絨毛が子宮壁の実質に侵入しているのか、また、脱落膜（子宮と胎盤を隔てる膜）や栄養膜（胎盤を形作る細胞）の状態を見て、総合的に判断します。

この本を見て下さい。ここに顕微鏡下の写真があります。でも、説明してもわからないでしょうね。これはね、専門家でないとわかりませんよ」

医師が示した本は、『目でみる胎盤病理』（医学書院）という大阪府立母子保健総合医療センター検査部長中山雅弘先生が書いた本であった。

この本の著者は、日本における新生児突然死と子宮病理、胎盤病理の第一人者で、1981年（昭和56年）に日本で初めての大規模周産期センターができて以来、30年近く胎盤と胎児の病理検査を続け、研究されてきた方だという。

「われわれのほうでも、しかるべき先生に鑑定をしてもらったほうがいいですね」

先生がたは、「頼んでみる価値がありますね」とうなずきあう。

佐藤教授も、澤先生も、われわれが学んだ教科書を作られた、中山雅弘先生にお願いできないだろうか、と話し合っていた。私としては、胎盤の専門家がいることがわかっただけでも心強くなった。

3月12日
加藤医師に会う

3月12日の早朝、東京を車で出発しお昼過ぎにやっと富岡警察にたどり着いた。時に大谷弁護士とともに接見室に入る。

弁護を引き受けてから加藤医師とともに、怒濤のような日々をすごしていたが、加藤医師に会ったのは3月6日の勾留開示が最初。私にとって最初の接見である。

最初は加藤医師からの情報だけがたよりで、一刻も早く事実を知りたいと、緊迫した接見がおこなわれていた。

だが、この日は起訴が決まって保釈申請を出す直前で、話の内容も前ほどの切迫感はない。

加藤医師は勾留理由開示の私の意見陳述の勢いにびっくりしたと言い、

「熱い人だなとおもいました。ありがとうございます」

とねぎらってくれた。

最後に、加藤医師に目前でやって貰って確認したいことがある、とお願いをした。それは、クーパーの持ち方と持った時の、手の動かし方である。

どうしてもわからなくて気になり、保釈を待っていられなかったのである。
加藤医師は慣れた手つきで、クーパーを想定して手に軽く下げたようにしてすいすいと動かした。なるほどと、これが「削ぐ」という動作か、とやっと納得がいった。これでイメージが確かになる。

その日の夕刊にショッキングな報道が載った。

「あまりにもひどい」。1枚の鑑定用の写真を見た県外のある医師はうなったという。犯罪の立証の支えになったのが鑑定書だ。写真には無理な手術を受けた跡がはっきり写っていた。医師が作成した鑑定書は加藤被告の過失を十分裏付ける内容だった、という。

（2006年3月12日付福島民報新聞）

これはいったい、なんのことか。
この「無理な手術のあとがある写真」とは何か。「過失を十分裏付ける内容の鑑定書」とはなんなんだ。考えてみても何も思いつかない。

3月13日
大野病院の医師逮捕で国会質問

3月13日、大野病院の医師逮捕問題について西島英利参議院議員が、国会の参議院厚生労働委員会で質問をしたことを知った。

加藤医師逮捕によって、「リスクの高い治療ができなくなる」と全国の医師から悲鳴が上がっていることをつげ、医師法21条について警察庁刑事局長に質問した。

「『医師は死体又は妊娠4ヶ月以上の死産児を検案して異状があると認めた時は、24時間以内に所轄警察署に届け出なければならない』となっていますが、警察庁は異状死体というものをどういうふうにお考えになっているのでしょうか」

それに対して刑事局長は、「医師法21条の規定に基づく届出をおこなうべきものか否かにつきましては、これはもう個別にいろいろ判断される事項でありますので、なかなかむずかしいものだろうと、思っております」と答弁している。

警察のトップがむずかしいと言うことを、法の素人たる医師に適切に判断せよと言えるのだろうか。

この国会答弁は、裁判において証拠として提出することになった。

そしてこの日、検察はわれわれの保釈請求を認めた裁判所の決定に対して準抗告（取り消しを要求する）で対抗してきた。福島では渡辺健寿弁護士が粘りに粘って、保釈をとるために闘ってくれる。その間にメールでそれぞれの覚悟が飛び交った。

3月14日 保釈

検察の準抗告が棄却されたのは3月14日、18時50分。加藤医師が保釈されたのは、同日、20時30分。メールを出す。

From:"ken（安福）3月15日 0:18:17:JST: 保釈について

保釈保証金は、500万円。

1、制限住居（住居の特定：地元警察による確認が継続される）

2、出頭義務

3、逃亡や証拠隠滅行為の禁止

4、大野病院関係者その他本事件関係者とは、面接、電話、手紙、その他のいかなる手段によるかを問わず、接見、通信ないし交通をしてはならない

5、海外旅行と3日以上の旅行事前許可

4は、全文を書きましたが、いささか異常。裁判官が、検察をなだめる為に入れた感じもあります。それでも、準抗告したもので驚きです。

いずれにせよ、このメーリングリストも、許可条件に照らし、閉鎖するべき時が来たようです。弁護活動にまで、制約がかかる許可条件とは、聞いたことがない。

しかし、一定の区切りはつきました。起訴前弁護活動は、ここにおいて終了。

明日から、いよいよ本番の闘いが始まる。

各位の益々、一層の努力とご協力を切にお願いいたします。本当にここまで、ありがとうございました。

安福謙二

メールを打ち終えて、急につかれを感じた。

起訴前弁護活動の日々刻々の激動から、一瞬、静寂の世界。

若い諸君も、さぞかし疲労困憊だろう。

それぞれが所属する事務所には、多大な迷惑や負担をかけたし、当の当事者である彼らは、きっと処理が遅れに遅れている通常業務に戻るだろう。

夜は、考えることが暗くなる。さまざまに支援してくださった多くの医療者たちが、このさきも応援し続けてくれるだろうか。

この事件は私がかかわってきたどの医療事件とも違う。

実に医療事件ほど辛いものはない。専門家でないのにその医療事故や事件の全てを知らなければならないのに、誰も教えてくれない。意見の提示も鑑定もしてくれない。

それどころか、説明してと頼んでも、詳しい説明を嫌う。面倒だということだろうし、巻き込まれたくないということだ。

いつも地をはうようにして弁護活動をするのが決まりだったのに、今回の事態はどうだ。応援団ができるわ、学会が協力するわ、桁違いな協力、賛同、励ましだ。

毎日応援メッセージが続き、それが当たり前の感覚になりかけているけど、違うぞ。

学会や医会からの理解ある対応はいつまでも続く保証はない。

そんな不安が頭を持ち上げる。

こんな大応援団がいること自体、そもそもあり得ないのに。この状態を維持していくにはどうすればいいのだろうか。

この応援体制を維持し、最後まで盛り上げていくには、何をすればよいのか。何をしたらいけないのか。

やりすぎれば、裁判所に対する不当な圧力ととられて、信を失う。それでは元も子もない。

ここをバランスよく解決することが、私の仕事なのだと、自分に言い聞かせた。

3月15日 加藤医師と電話、新しい発見

加藤医師は14日の夜、やっと釈放されて家に帰った。奥さまと生まれたばかりのお子さんに囲まれて、父親となった実感をかみしめておられるだろう。

つぎの日に加藤医師から電話。

これからの弁護活動と、保釈で気をつけることなどを話し合う。一連の「ミスありき報道」で、手術中に院長が応援をよぶという提案をしたが断った、という記事があった。その時の様子を聞いた。

「みなそれはもう必死で、私と助手は止血でバタバタしていたし、4人の看護師を一人ふやしていて。とくにもう一人の医師が必要ということではなかったですね……あ、そうだ、手術の前に、患者さんのダンナさんに手術の立ち合いを勧めたのですが」

加藤医師は、帝王切開手術に、夫の立ち合いを勧めた！

「知らなかったなあ。手術への立ち合いを提案したのですね。その時誰かいましたか」

「手術の立ち会いを勧めた、ということは、カルテに書きました。夫立会いC／S希望、当科的にOKと書いたかな」

「こんないいこと、加藤さん、どうしてもっと早く教えてくれなかったの？」

「いや、先生と話していて、今思い出したんですよ。警察からは聞かれなかったから」

「これは、弁護活動にはさまざまに使えるんですよ」

「そうですか」

「お産は別として、ふつう、帝王切開の手術に夫を立ち会わせることはないんじゃないですか」

「そうです。たしか、手術の前にお二人に説明した時に、立ち会いますか。と聞いたんです」

「そうしたら？」

「立ち会うということでした」

「立ち会ってはいないんですね」

「そうです。当日、風邪気味ということで立ち会いませんでした」

「ふう……」

思わずため息をついてしまう。

立ち会っていたならば、夫君が手術のすべてを見ていたなら、事態は百八十度変わっていたかもしれない。

「夫への立ち会いを認めていたなら、それはとりもなおさず、患者に誠実で嘘をつかないという加藤先生の姿勢じゃないですか。手術の立ち会いを勧めたなら究極の説明責任を果たそうとしたと言えると思います」

「そうですか」

と言って、加藤医師は沈黙。

私と同じような考察をしているのだろうか。それとも夫君が立ち会っていたとしても救えなかったのは同じ、と考えているのだろうか。言葉少ない医師の心を推察する。


もうひとつ、是非聞いておくことがあった。

「福島の新聞に『写真には無理な手術を受けた跡がはっきり写っていた』とあるのですが、写真ってなんなんでしょう？」

「写真？　胎盤の写真なら撮りましたが」

胎盤の写真？　しかし、カルテ、パソコンは警察に押収されたままだ。

「それはどんな写真ですか」

「胎盤を取り出すと、通常よりかなり大きく重かったので、これは記録しとかなきゃならないと、すぐに撮った写真です」

「カメラで撮ったんですか？　どこかにデータ残っていませんか？」

「パソコンに入れてしまってそのパソコンは押収されました。でもどこかにないかな？　探してみます」

「お願いします」

最後に、弁護団の用意していたプレスリリースへの意見を聞く。

「一方的な報道が続いています。報道は、事実とも違うし、名誉毀損と言える部分もあります。学会や医会が次々に声明や、抗議文を出すのにあわせて、弁護団も発表したほうがよいのじゃないですか」と問いかけると、

「文章をいただいて読んで校正もしたのですが、いささかの迷いがあります」と言う。

声の調子から、弁解がましいことをしたくない、という躊躇が読み取れた。

加藤医師の気持ちを尊重してプレスリリースの発表はもう少し待つことにして電話を切った。

3月16日 平岩弁護士からの電話

シンポを控えて忙しさも増した16日に、日本産科婦人科学会、日本産科婦人科医会の顧問弁

護士の平岩敬一先生から連絡が入った。平岩先生からは、加藤医師逮捕の直後から連絡をもらって話し合っていたし、さまざまな協力をいただいていた。

平岩先生は医療事件に関してはベテランだし、落ち着いた紳士で医療界に幅広い人脈があり、学会、医会の信頼が厚い。

学会と医会は、加藤医師の裁判における全面支援を決めていた。

平岩先生は直截に、

「私を、弁護団の一員に加えてほしいのです」

と申し出られた。

驚いた。私は一瞬固まった。

平岩先生がきてくれるなら、学会や医会は、最後まで全面支援してくれるということか！ありがたい。ありがたいが……。

「私の一存ではいかないので加藤医師と弁護団と相談して」とやっとの思いで返事をした。

わずか半月で、６０００人の署名集まる

事件に対する関心は産婦人科医だけにとどまらず、医療関係者、医療界の学会・団体、さらには一般市民に至るまでひろがっていった。

2月末には、加藤医師の地元福島で支援する会が立ち上がったが、瞬く間に全国で支援の動きが伝播していった。

加藤医師の所属医局の福島県立医科大学産婦人科の佐藤章教授が代表となった「周産期医療の崩壊をくい止める会」は加藤医師の無罪を願い、地域や立場を問わず、全国の医療者、一般の方々によるインターネット上での署名活動を展開した。

わずか半月で集まった署名は、実に6520人分。

佐藤教授が3月17日、自ら川崎二郎・厚生労働大臣を訪れ手渡した。

1人の医師の刑事事件で、抗議の署名活動が展開され、その声が時の大臣に届けられた事例が過去にあっただろうか。

加藤医師を支援する動きは、日を追うごとに加速した。個々人の「支援する会」だけでなく、関係学会や医療関係団体が相次いで「医師逮捕」に抗議する声明を出すまでに発展した。

3月18日

「ガリレオ裁判」

シンポジウムの18日がやってきた。私は医師の過重労働問題と医師法21条について講演。業務上過失致死傷罪、刑事捜査による医療界の負担の大きさ、医師や看護師などの医療関係者が受ける犠牲があまりにも大きすぎることに、力点を置いて話をした。

「大きな犠牲を払っても刑事裁判では、事故の真相究明はできない。再発防止、遺族側の悲しみの補償にも、刑事訴訟はなんら役に立たない」と語った。

後半のパネルディスカッションで議論が白熱した時、ポンと頭に浮かんだ言葉が口をついて出ていた。不当で合理性に欠ける、真実を隠す裁判を歴史は繰り返すのか。

「今どきガリレオ裁判やっている場合じゃない」

会場が一瞬、静まった。しまったと思った。これだから俺は……。「今の発言なかったことにしてください」とあわてて謝る。

その時拍手がワアッと広がった。立ち上がった人もいる。会場にいる全員が大野事件を意識していてエールを送ってくれているのだ。この思い、この勢い、この風を、無にしてはならない。胸が熱くなった。


だがシンポの興奮から日常に戻ると、心に不安がヒタヒタとのぼってきた。

起訴させまい、と焦燥にかられて走っているあいだは感じているヒマもなかったが、今は証拠開示を待つだけで、そこに、なんとも言いようもない不安がつけいってくる。証拠開示で、何が出てくるかわからない。

覚悟と不安

われわれは加藤医師の言葉を聞き、専門家から直接学んで「過失なし」と信じ、検察は起訴した。

何が決め手となる証拠なのか。それはどんなものなのか。

専門性が強い医療訴訟では、医師の「鑑定書」がカギを握る。鑑定によって裁判の行方が大きく左右される。だから、いつも鑑定人探しに苦労してきたのだが、大野病院事件では事情が違う。数多くの支援の声が上がり、医師からも多数の意見書が寄せられた。これではいざ公判となった時、「この医師は中立公正な立場にある」と裁判所に納得させるだけの鑑定人がいなくなるじゃないか、と不安になるほどだった。

だが、もし、加藤医師に、見た目に決定的に不利な証拠がでてきたら？

この追い風がパタっと止むかもしれない。

支援の声がハタと止んだら、と私は想像する。

熱気がさめて虚無的になった医療者たちのなかから、このむずかしい症例の真実を語れる鑑定人を確保できるか。

この事件は鑑定人の信憑性にかかっているから、鑑定人が確保できなければ負けてしまう。

追い風がやむことがないよう、細心の注意を払いつつ弁護活動とマスコミ対応を続けるしかなかった。

主任弁護人交代

「主任弁護人」を平岩敬一先生にお願いすることにした。

いったん裁判が始まれば、「主任弁護人」はそのまま判決まで変わらないのが常だ。平岩先生がその任を担うことは、学会が最後まで加藤医師を支援することを意味する。

平岩先生に、主任弁護人（弁護団長）をお願いしよう。

主任の立場を離れることに未練や躊躇がないわけではなかったが、無罪への道はここの覚悟にあると思い、お願いすることに決めた。

3月21日 加藤医師と相談

21日、加藤医師が保釈後に暮らしている相馬から駆けつけ、これからの弁護態勢について私の事務所でふたりで相談。保釈中は遠くに出かけるのを禁止されたり行動が制限され、友人に電話したりメールするのも禁止なのだが弁護団との打ち合わせは許されている。私は語った。

「証拠開示で、検察から病理と全体の鑑定が出てくると思います。それを崩していかなければならない。

この症例は非常に珍しいものですから、鑑定には鑑定者の経験がものをいいます。佐藤教授のご紹介で、日本で一番経験の深い産科の第一人者の岡村先生、池ノ上先生に意見書を書いてもらっていますが、もっと鑑定人が必要になるかもしれません。それやこれやで医療事件のベテランの、平岩先生に参加していただき、態勢を組み直したい」

と切り出す。

「裁判に勝つためには、その一点につきるとさえ考えています。私としては平岩先生に主任として入ってもらい、無罪を取る態勢にしたいんです。先生の無罪が取れないと、医療界は壊れます」

加藤医師は、私の思いを理解してくれた。

「先生が、患者さんの死を一生背負っていかなければならない立場だということはわかっています。それだけでも、個人としてとても重いものです。

でも今はまた違う局面がでてきました。

医療過誤がないと証明したいし、裁判では無罪をとりたい。

産科、外科、小児科、救急医たちのためにも闘わなくてはならないのです。この裁判は歴史的な裁判となります。

これからは大野事件の主治医として社会的な存在になっていくしかないと思う」

と問いかける。加藤医師は、

「そうですね」

と目を閉じる。

弁護団の各弁護士にも相談。そのうえで、加藤医師といっしょに平岩先生の事務所に、弁護団への参加と主任弁護人就任をお願いに出かけた。

平岩先生は力強く主任弁護人となることを承諾してくれた。

3月25日 弁護団会議

3月25日、弁護団会議。公判の推移を想定して、今すぐとりかかることを決める。水谷弁護士が会議のレジュメを作成。それによって意見交換をする。

起訴状にある「前回帝王切開部への胎盤癒着を認めていた」、これは事実とちがうと証明する。その方法を考える。

胎盤剥離面から大量に出血し、同女の生命に危険が及ぶおそれがあった」というには、剥離しなければ癒着しているかどうかわからないこと。胎盤癒着の程度によって出血するかどうかも変わることを証明する。

「ただちに胎盤の剥離を中止して子宮適出手術等に移行し、……剥離した過失により」

剥離したあとにしか、子宮摘出できないことを経験が豊富な医師の証言で証明したい。

摘出が無事すんで、血圧も安定し傷口を閉じようとしていた時に、容態が急変し心室細動となる。解剖をしていないのでほんとうの死因はわからない。そのためにも、循環動態管理について、経験豊富な医師から学んだり、証言を得たい。

若手は平岡敦弁護士、兼川真紀弁護士、木原大輔弁護士、水谷渉弁護士の4人。特別弁護人として澤倫太郎先生に加わってもらいたいという意見が出て、われわれの指導医、澤先生にお願いすることになった。

特別弁護人とは、法律以外の特定の分野に精通した弁護人が必要な場合、裁判所の許可を得て弁護士資格のない者でも弁護人となる（ただし、高裁、最高裁では不可）。澤先生がいつも法廷にいてくれたら、こんな心強いことはない。

福島で、検察との窓口を含めた弁護活動をしてくれている渡辺健寿、慎太郎弁護士という8弁護士、1医師の布陣がこの日、決まった。

II 裁判

証拠開示
平成18年（2006年）4、5月
ブツヨミ

検察側の証拠が開示されたのは、平成18年（2006年）4月中旬になってからだった。

検察庁内で証拠記録の閲覧ができるが、みなで行って膨大な書類を読むわけにもいかず、コピーを取って送ってもらうことになっていた。

その大量の書類を全部読んで、公判前整理手続に備えるのだ。


「あまりにもひどい。1枚の鑑定用の写真を見た県外のある医師はうなったという。犯罪の立証の支えになったのが鑑定書だ。写真には無理な手術を受けた跡がはっきり写っていた」

という記事が福島民報新聞に出たのは同じ年の3月12日。その時に警察関係者が、

「公判が始まれば、今までの同情論がひっくり返る。それが過失の証明になる」

と語ったという話まで入っていた。

それほどの過失を証明する写真というならば、当然、検察側証拠のなかにあるはずだ。

一刻も早くそれを確認したい。すぐに見たい、と気持ちははやるが福島から書類が届くのを

待つしかなかった。

公判前整理手続

正式公判を始める前に、7月21日を第1回とし、同じ年の12月14日の第6回まで、公判前整理手続がおこなわれた。

公判前整理手続は、裁判員制度の導入にあわせて、新たに設けられた刑事裁判手続。検察側と弁護側のそれぞれの主張や提出したい証拠を、事前にお互いに吟味し評価して、あらかじめ「争点整理」という形で、裁判で審理する対象を絞り込み、審理計画を立てる作業である。

起訴状に対する認否や、通常の刑事裁判の冒頭でおこなわれる冒頭陳述や証拠に対する意見(同意、不同意)も明らかにする。

取調べを請求した証拠のなかでどちらかが不同意のものがあれば、それに代わり証人に法廷で証言してもらうのだが、その証人申請の内容などを検察、弁護側のそれぞれが提示する。

その上で、裁判所は、正式裁判で審理すべき争点をまとめ、裁判で証拠調べをする証人の採否など、審理の計画を立てる。

公判前整理では、弁護側の主張はもちろんのこと、弁護側から提出する予定の証拠も決めなければならない。

起訴後の短い時間で、的確で、中身の濃い証拠をそろえることは容易なことではない。証拠調べ（証人尋問）の途中で新たに見えてくる問題点もあるし、調査しなければならないことが出てくるので時間が限られることは、被告・弁護側には有利とは言えない。

しかし、裁判の迅速化には成果があり、被告人の負担を軽減する効果は確かにある。加えて、検察側の起訴状の内容の変更（訴因変更）を封じる効果も期待された。

われわれは公判前整理手続に向けて、将来の質問（尋問）内容を考えながら、それぞれの証拠のどこの何を聞き出すかを考えながら、証拠を丁寧に読み込まなければならない。

これを物読み（ブツヨミ）という。

このブツヨミで、ある意味、裁判の大半の勝負がついてしまう、と言っていい。

粘り強く繰り返し、繰り返し読み込んでいく。

それは、裁判が始まってからも同じで、取調べが終わった証拠でも、改めて読み返すことで、次の証拠調べにおける矛盾点を見出すことがあり得る。

裁判が終わるまで、いつも証拠のブツヨミを繰り返さなければならない。

検察の言う「過失の証明」とは？

われわれが一刻も早く知りたかったのは、検察側の病理鑑定と医学鑑定だった。

「今までの同情論がひっくり返る」「それが過失の証明になる」と警察関係者が語ったと言う、その証拠とは何か。

いろいろ考えあわせると、それは報道が伝える「県外の権威」による医学鑑定に違いないと思えた。

加藤医師と弁護団会議
病理鑑定医が、とんでもなく、おかしい

連休中、福島から加藤医師がきて弁護団会議に合流。

「胎盤写真がありました。大野病院のロッカーからひきあげてきた荷物のなかにＵＳＢメモリがあって、見たら入っていました」

加藤医師はＵＳＢメモリを差し出す。さっそくパソコンで開く。素人目に見た写真は血の塊と見える胎盤。

じっと見つめる。目が慣れてくると、いくら見ても切断はない。

子宮の切り出し

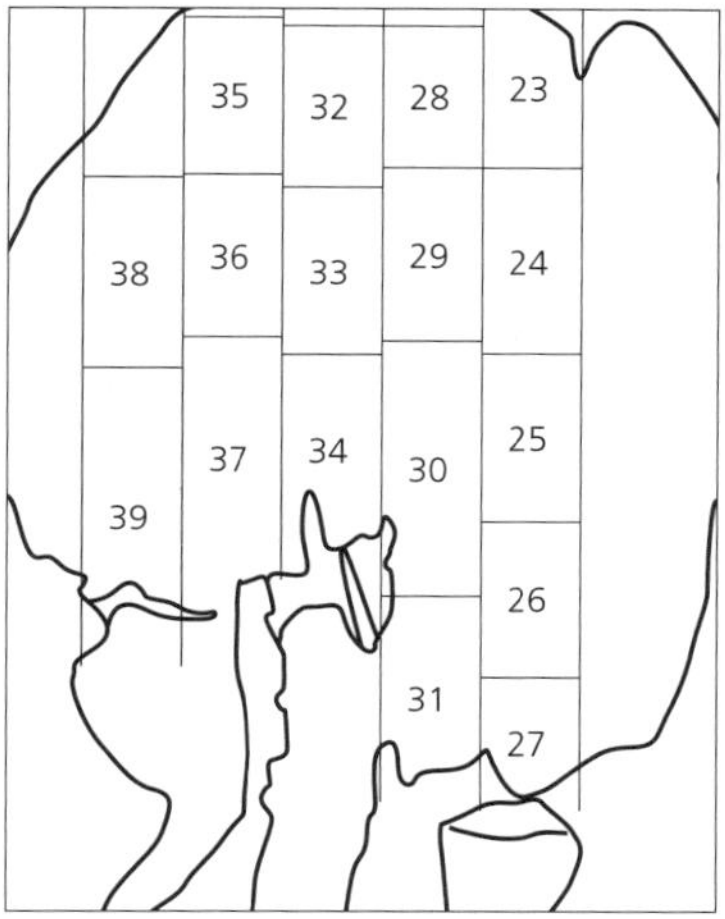

切った跡はない。

「どこも切れてない、ですよね！」若手弁護士たちが声を低くしている。

「加藤先生、このS先生の調書では、胎盤を切ったのは間違いない、と言っていますよ」

「切っていませんよ」

「何を根拠にこんなこと言うのでしょうか」

検察側証拠の福島県立医科大学のS医師の平成18年（2006）3月6日付、すなわち起訴直前の検察官への供述調書では、

「帝王切開時に、胎盤が一緒に切られていることがはっきりわかります。

34のすぐ下の部分、37の下、30の下が切開部位であり、癒着胎盤にかかっています。

通常の帝王切開手術より多量の出血があっ

たのであれば、その原因は、帝王切開時に癒着胎盤部をいっしょに切開したことだと考えられます。それ以外に子宮には、出血原因となるような異常な所見は認められませんでした」

とある。しかし、

加藤医師は帝王切開の時、まずはおなかを切って滅菌プローベを子宮壁に直接密着させて、超音波で子宮内部の状態を検査。

それは胎盤が切開術でメスを当てようとする部分の下にないことを確認するためだった。それから子宮壁を小さく切ってから、その切開部から指を子宮内に入れて胎盤がないことを確認した。

その上で大きく切開、無事に胎児を娩出することができた。

加藤医師によって、その手順が、繰り返し確認された。

もちろん、取調べでも、加藤医師はその通りに説明していると言う。

「それなのに、この鑑定医の供述調書はどういうことなんだ？」

「検事は、この写真を見ていないのか！」

「鑑定をしたＳ医師も見ていないということか！」

「福島県立医科大学のＳ医師の供述書には、『帝王切開時に胎盤が一緒に切られていることがはっきり分かります』と書いてありますよ」

口々に弁護士たち。加藤医師はしばし考え、

「手術後すぐに、病理診断を依頼しました。摘出した子宮を県立医科大学に送ったのです。この時、同じS医師が病理診断を担当し、その診断結果は『子宮後壁に胎盤の付着』、accreta（胎盤癒着）ですが……」

その病理診断は、平成16年（２００４年）12月29日の病理診断だった。

それには、「子宮後壁に胎盤の付着を認めます。筋層の浅層まで胎盤が癒着しています」。癒着の程度「Placenta accreta」後壁とある。

前壁に胎盤が付着していたのなら、まだ、わかるが、後壁に胎盤があるのなら、帝王切開の時に、どうやって胎盤を切ることができるというのか。切れっこない。

「Placenta accreta」は、「楔入胎盤」と訳される癒着胎盤の中では一番軽い程度のもの、と理解してよいが、単に「癒着胎盤」を意味することもあるという。しかし、重い癒着が認められた時に、そのことに触れずに一番軽い癒着を意味するaccretaという記述をするだろうか。

やはり、平成16年12月29日の病理診断の結論は、癒着胎盤は認められたが、部位は後壁。その程度は、一番軽い「楔入胎盤」だったということだろう。

変遷する病理鑑定

富岡警察署は、事故の翌年にこの病理診断をした福島県立医科大学の病理医のS医師に病理鑑定を嘱託している。加藤医師が病理診断を頼んだ同じS医師である。

子宮は加藤医師が送ったそのままに、病理学教室に保存されていて、その後警察に押収され警察からの鑑定嘱託になった。

この時は、嵌入胎盤（increta）と言い換えた。

S医師の平成17年6月27日付の鑑定書

「子宮は異常のない大きさ。
癒着胎盤は子宮下部から頸部（子宮口につながる部分）にかけて広い範囲に認められた。
嵌入胎盤（increta）の状態である。
癒着胎盤の大部分は用手的（手で）にあるいは鉗子（牽引するための手術用具）で剥離されており、大量出血の原因になったと推定される」

「プラセンタ（Placenta accreta／楔入胎盤）」との診断が、この鑑定書ではインクレータ（increta／嵌入胎盤）の状態、と癒着の程度が重くなったばかりか、癒着の範囲が、大きく異なっている。いわく、「子宮後壁に胎盤の付着を認めます」が、癒着が子宮下部から頸部、と広がっている（絨毛の存在が、前面にも長さ5cm、幅は後面とほぼ同じ8cmと推測される）

癒着の範囲が広がり、かつ、癒着の程度が重いものに変わっていた。

癒着全部が嵌入胎盤（increta）と言わぬばかりの鑑定結果で、加藤医師の手術過程の感触にも反することになった。

検察官などの取調べ側からすれば、加藤医師が、手術中の感触を基に、癒着はそれほどではなかったと、いくら説明しても、この鑑定書があれば聞き入れるわけがない。

重い癒着があり、挙句に、胎盤まで一緒に切る、いい加減にも程がある医師だと加藤医師に強い怒りを持っていたのではないだろうか。

自信まんまんな片岡検事の記者会見の様子が思い起こされた。

「この病理医オカシイ」

その場にいた医師がひとこと。

検察が誇る証拠とはこれか？

この病理鑑定なのか？

これで検察は、同情論も消える、有罪に持ち込めると考えた？　まさか。

しかも、S医師は福島県立医科大学の医師。県外じゃない。

県外の権威とは誰なんだろう。そうだ、県外の国立大学医学部産婦人科教授であるT医師。

T医師がこのS病理医鑑定にもとづいて医学鑑定を書いたとしたら。

「今までの同情論がひっくり返る。それが過失の証明になる」鑑定書ができるのかもしれない。

だが、このT医師の供述調書はあるが、肝心の鑑定書がない。

また、捜査の端緒となった県の事故報告書もなかった（この報告書は、最後まで証拠申請されなかった）。


それにしてもS医師はどうして子宮を切開する時、いっしょに胎盤を切ったなどというのだろうか。根拠が分からない。困惑する。

何度も調書を読み返し、S医師が何を思ってこのような結論を出したかを推理する。

癒着している部分が子宮前壁、つまりおなかの側で癒着していて、その範囲は帝王切開の切開創を挟みその上と下のところに胎盤がのっていた部分ということ。

後壁に胎盤があり、前壁にも広く胎盤がのっかっていた、ということになる。

ほとんど、子宮内全部が胎盤で覆われていたということになりかねない。はっきり言って、ありえない。理解できない。

肝心の胎盤はというと、胎盤写真を見ればどこも切られていないことは一目瞭然。しかも、子宮内全部を覆うほどの大きさではない。

あきらかな、証拠間の矛盾である。

やはり「この病理医オカシイ」。

この胎盤写真が亡くなられた患者さんのものと立証さえできれば、この鑑定医の供述も鑑定書も、ともにその信用性は失われる。

「なんでこんな鑑定が出るのか、病理鑑定がどうしてこんなに変わったのか、われわれも別途、鑑定を頼みましょう」と平岩先生がまとめた。

問題は、この胎盤写真は、われわれの知る検察開示証拠内にはない、ということだった。検察がこの写真を持っていないか、あるいは、見落としているか。見落としていたとすれば、検察の致命傷になるだろう。

県外の権威の鑑定書がない

「同情がひっくり返る証拠」は、病理鑑定ともうひとつあり、それは医療処置への鑑定書と推理するしかなかった。

しかし、開示証拠には医療処置への鑑定書はなかった。その鑑定を引き受けた国立大学医学部産婦人科のT教授が、聴取を受けている。

T教授の供述書には、

「用手剥離が困難と判明した時点で癒着胎盤だと診断し、それ以上の胎盤剥離操作は行なわずに子宮全摘手術に移行すべきです」

「用手剥離できない胎盤をクーパーなどの器具を使って剥離するなどということはしてはいけないのです」

とある。これが、決定的証拠なのか？

しかし、T教授は、産婦人科医師だが腫瘍の専門医。周産期（お産）の専門医ではない。

それにしても、検察はこのT教授作成の鑑定書は証拠として使う意思がない、ということだ。言い換えれば、検察官は、T教授作成の鑑定書を、彼らの言うところのベストエビデンスではない、としているということ。不思議な話である。

（後で、この鑑定書は、裁判所やわれわれ弁護側の要求（！）で、検察から証拠として提出された）

加藤医師、何度も空中で手術手技

弁護団会議では加藤医師の聴き取り、動きの再現が、繰り返し何度も、イヤになるほど行なわれた。加藤医師には辛いことだろうけれど、一刻一刻について、ひとつの疑問点を残すことなく弁護団は理解しなければならない。

特に剥離と出血の場面は、麻酔チャートを手にして、ストップウォッチで時間をはかりながら分刻み秒刻みで詳しく聞く。

もっとゆっくりやってください。もっと時間がかかってはいないですか、など弁護団のメンバーは手術の推移をしっかりと把握し、それを自分たちの身体にしみ込ませるように、そして加藤医師の記憶に間違いがないかを確認するかのように、繰り返した。

そして、少しでも加藤医師に有利になる事実を聞き出したいと、みなが次々と質問を繰り出す。しかし、加藤医師は弁護団全員がため息をつくほど口が重い。語らない。

澤先生は、周産期専門の医師だからこそ、われわれには想像もつかない術中の状況を、くわしく聞き出していく。

用手剥離における指先の感覚や、はがし終えた部分の胎盤を手に持っていた際に感じる重さなど、を聞き出し、素人である弁護団に判りやすいように、解説してくれた。

「ベテランは手が顕微鏡であり、無影灯なんだ」。澤先生の表現力は胸にグッとくる。われわれは飛躍的に進歩した。

澤先生は加藤医師の説明に対し、「それ凄いよ。本当か。そこまでできる産科医はそんなにいないよ」と言い加藤医師の医療行為をその都度、正しいと説明してくれ、安心感を与えてくれた。

「よし、自信をもって反対尋問をおこなえる」

それだけではない。滅菌フローベを子宮壁に直接当て確認することができる医療環境が整っている医療機関はそうはないこと。

フローベを着実に実施することができる技量を持った医師は、そうはいない、と澤先生は語った。

澤先生の丁寧な解説と翻訳のおかげで、弁護団は、自然と加藤医師へのリスペクトの気持ちを抱くようになっていた。

自信をもって、加藤医師の術前管理に始まり手術中を含めた一連の処置を正当なものと理解して公判に向けての準備作業が進むこととなった。

中山医師と会見

「行きます行きます、どこでも行きます」

主任弁護人の平岩先生から中山先生が横浜で行われている学会に来ているので、面談のアポを取ったと連絡が入り、私はいさんで出かけた。

中山雅弘先生はこれまで5万例を越える胎盤の病理診断をされた方。昭和56年（1981年）に設立された大阪府立母子保健総合医療センターは、ふつうの産院、病院で対応できないむずかしいお産が集中するところだ。中山先生は、その医療センターの検査部長として長年癒着胎盤の実際を熟知され、『目で見る胎盤病理』（医学書院）を平成14年（2002年）にまとめられた。この本は、産科医療の教科書とも、バイブルとも言われている。

われわれ弁護団にとっても、以後バイブルとなった。


中山雅弘先生には、平岩先生の事務所でお会いした。

病理鑑定をお願いすると、

「そんなん、病理鑑定なんですから、誰がやっても同じやないですか？」

と軽く言われ、ニコニコ笑われる。

えーっ、鑑定は誰がしても同じ？

S鑑定と同じ鑑定が出るということか。冷や汗が出る。それでは困ると気を取り直した。

手術の実態と、鑑定が大きく解離していることを訴えて、是非胎盤病理に詳しい先生に再鑑定をしていただきたいと平岩先生ともども、ただただお願いする。

中山先生も、「あれあれ」と真面目な顔になって聴いてくれた。

そして最後には「改めて、資料なども拝見してから考えましょう」と、穏やかな笑顔で、次回の面談の約束を取り付けることはできた。

汗だくだくだ。

5月7日
弁護団会議、勝負の写真を読む

5月7日弁護団会議。弁護士と「2・26」に来てくれた医師たちの何人かが都内のホテルに集合、1泊2日の泊まり込みである。

鑑定問題がまっさきに議論の対象となる。

加藤医師が前回持ってきた写真は、胎盤の下に物差しがそえられていたので、写真データから原寸大に引き伸ばすことができた。

その原寸大の胎盤写真を、改めてみなで見る。

胎盤写真の胎児側は中心部に、臍帯、そこからは放射状に血管がからむ。

母体面側の写真は、左半分部分はギザギザに覆われている。胎盤実質と思しき部分が分厚くしっかり感じられるところと、実質が乏しくやや薄く感じられるところがあり、これが剥離のあとかと推察された。

写真の右側部分は右に行くほど実質部分は薄くなり、右端は、薄い膜、卵膜というそうだが、透き通るような薄い膜であった。

この右側部分が、産道への入り口を覆い、そして前壁にかかっていたということである。この状態を、全前置胎盤（全部塞いでいる）という。

また、剥離途中で用手剥離がしづらくなり、クーパーを使用していたのは、子宮後壁にあった左半分の剥離中のことであったとされ、最後は、スルリとはがれたという話と一致する。

検察側証拠の病理鑑定に添えられていた子宮の切片の写真も並べる。

こちらは肌色の縦長の切片が、ちょうど地球儀を縦割りにしたように映っている。

全員が、舐めるようにして写真を注視する（153頁の図参照）。

検事が、この胎盤写真を見ていたら、前壁に付着していた胎盤実質は非常に薄いこと、というよりも、単なる薄い膜であり、どこにもメスで切られた跡などないし、仮に切っても、出血が大量になるはずもないことは、いくら素人でも理解しただろう。

当然、あの検察側病理医の供述を調書に取ることはしなかっただろう。

いずれにせよ、2枚の胎盤写真は弁護側の勝負札となろう。

しかし、検察がこの2枚の胎盤写真を持っていることを確認しなければ、うかつには動けない。また、持っているとしても、どこで、どのように、この写真を使うかは、良く考えなければならない。検察に立ち直りの時間を与えないことが重要だからである。

麻酔チャートを読む

麻酔チャートを読むことは、手術に関する医療事故にあっては、基本の基である。周術期の情報（刻々の時点での血圧、呼吸、脈拍数、薬剤の投与、処置の内容、酸素や二酸化炭素などのガス濃度、出血量など生体としての患者の状態：循環動態）の集約が記載されていて、手術を受けている患者さんの容態を時系列的に詳しく知ることができる。

しかも、本件では、取調べにおいて、加藤医師は、麻酔チャートの記述について誰がいつ記入したのか。後日に書き直したり、追記記入をしているのではないかなどと、疑われしつこく追及されている。

検察は、胎盤剥離中に大出血したとの筋立てである。

件の病理医によれば、大量出血をした理由は、子宮壁の切開時に、胎盤を一緒に切ったと言っている。胎盤剥離中どころか、児の娩出のはるか前の時点で出血量が急増していなければ、辻褄が合わない。

しかし、検察の筋立てに即した出血量となってはいない。

チャートによれば、出血量は、いずれも羊水込みで、児の娩出時（14時37分）後の14時40分が2000ml。

胎盤剥離を終えた（14時50分）後の14時52～53分で2550mlであり、出血量が増大したのは、14時56分以降である。

ところが、15時7～8分頃までの総出血量は7675mlと出血量が急増した。

剥離中の出血量は、550mlであるから、胎盤を無理に剥離しているうちに出血量が増大したとは言えない。まして、胎盤が一緒に切られたとする時期に大量出血という事実はどこにも見いだせない。

それゆえ、検事は、麻酔チャートは改ざんされたと主張したいようであった。

澤先生によれば、

「お産の出血はふつうの外科手術からは考えられないほど多い。チャートでは2555mlだが羊水を700から800ml含んでいるから、血液は1700ぐらい。多いのは確かだけれど、ふつうこれぐらいでもまあ、多いなというぐらい」

「チャートだと15時以降出血が増えていて、15時7～8分には7675ml。それからどんどん増えてしまった。助けられなかったのは無念だが、無理な胎盤剥離や、ましてや帝王切開時に胎盤を切ったのが出血の原因ではない。麻酔チャートが正しければそうなります」

私は、麻酔チャートの14時56～57分ころの急変が気になった。胎盤を剥離し終わって、子宮収縮薬アトニンを直接子宮に打つ。その前後で血圧が50弱から30弱と急にストンと低くなっている。

それを質問すると、澤医師は、

「うーん、なんだろう。以後、心拍数も１４０前後へと急激に高くなっているな」

「なんらかのイベントがあったかもだが、正しいところは、麻酔科医に聞くしかないと思うよ」

と言う。

「誰か紹介してくださいませんか」

私は頼んだ。このイベントだけではなく、チャートの記載部分の一つ一つが気になって仕方がない。

例えば、14時55分ころから、盛んにノルアドレナリンが何度もショット打ちされ、そのうち流しっぱなしとなる。いくらなんでも異様に思える。

素人の素朴な疑問を解消し、弁護団の誰もが納得して理解するために、正しい知識を適切に教えてくださる人が必要なのだ。

森田茂穂先生のレクチャー

あこがれの先生

麻酔科の基礎の勉強に最適な方は、帝京大学麻酔科主任教授の森田茂穂先生だと知らされた。驚いた。同時に非常にうれしかった。なぜならば、森田先生は、かねて私のあこがれの人だったからだ。

森田先生の門下生のお一人が、私が卒業した経済学部同窓会誌に随筆を寄せていた。それには、森田先生の多くの門下生が、国内外の大学に留学しＭＢＡを取ったりしていることや、マッキンゼーのコンサルタント業に就いたりしていることが書かれていた。

森田先生は、これからの医療現場には、医学とともに様々な分野の知識や知見を得た医師が必要と看破されていた。

その随筆を読んで以来、森田先生にお会いしたいと思っていた。

森田先生にレクチャーを受ける日、水谷弁護士が同行。

案内されて、研究室に入って驚いた。刑法、刑事訴訟法、民法、民事訴訟法、憲法などにかかわる専門書がぎっしりと入った書棚が、面談のコーナーを囲んでいたからである。

私の持っている法律専門書よりもはるかに多く、しかも最新のものばかり。

森田先生は3月18日の医療事故シンポジウムのパンフを小脇に挟んで入ってきた。シンポに参加していただいていたのだ。気持ちが高ぶった。

しかし、席につくなりいきなり、「結果無価値と行為無価値とどちらの考え方ですか?」との質問。

のっけから法律論だ。

森田先生は、この事件での、予見可能性などさまざまな論点を次々と質問される。

私はオタオタした。

この口頭試験に合格したかどうかは怪しい限りだったが、ある時には産婦人科の教授を呼び、私たちが持参した件の麻酔チャートを基に議論がさく裂。というように森田先生は労を惜しまずわれわれを教育してくれた。

その集中力や理解スピードの速さは尋常ではない。しかし、実に人間味あふれる温かな心情で接してくださった。それが実に、かっこいいのだ。

森田先生のもとには、この後何度も通った。麻酔のイロハから循環動態管理の実際まで詳しく教わった。

心に残ったのは、

「麻酔科医は、手術現場におけるオーケストラの指揮者のようなものだ。手術チームをまとめ、同時に麻酔下のために意識のない患者さんに代わって患者さんの代理人として全身状態の全てを把握し、同時に、手術に耐えられるように全身状態を維持管理する。その舞台の上で、執刀医は言うなれば、オーケストラをバックにしたソリストのように、自身の手術の技量を最大限に生かしながら術野に集中する。それでこそ、手術の所期の目的を達成することができる」

麻酔科医の何たるかに目からウロコである。

「手術現場での麻酔科医の実践は、教科書どおりに行く保証はない。むしろ、教科書どおりにしか対応できなければ、助けられる命も助けられない。それでは、麻酔科医としては、失格だ」

非常事態の対応は、様々であり、教科書に書いてあるわけではないし、書ききれるものではない。想定外の連続の中で、そこまでに得た知識と経験に基づき、刻々と変わる患者さんの全身状態に応じて、その時々の正しいと信ずる処置を臨機応変に選択し、時に、常識に反する様なことが適切な場合すらある。

結局は、臨床現場でどれだけ修羅場をくぐってきたかで身につけていくものである、とのことであった。

そのうえ、何よりも、体力勝負の世界である。

実務家という意味では、弁護士業務にも通ずるところがあると思ったが、その知力、体力、そして何よりも、精神力のたくましさが問われる意味では、弁護士はぬるま湯の世界だなぁと思わざるをえなかった。

憧れの人は、今や、崇敬の人となっていた。

平成18年（2006年）夏の中山鑑定

中山先生福島で鑑定

夏の白熱した日差しのなか、福島県立医科大学の校内に入った。白くまぶしい道を検察が指定した研究室の一つに向かう。

検察事務官立ち会いのもと、中山雅弘先生が鑑定作業に入るのだ。佐藤教授が見守るなか、弁護人としては私が立ち会う。

S医師の鑑定は疑問だらけ。中山先生に鑑定してもらって、正しいのか間違っているのか、もしそうならどうして間違ったのか、なんとかして知りたい。

中山先生は保管されてあった子宮を調べる。

子宮標本のプレパラート、約80枚を顕微鏡下で観察する。

佐藤教授がプレパラートを一枚一枚手渡し、助手を務める。

プレパラートの薄いガラスが触れ合うカシャカシャとした音のほかは無音で、静謐な時間が流れた。

検察事務官が作業をじっと見つめる。

13時から15時までかかった。

中山先生は、

「病理診断や鑑定は、えてして顕微鏡下の画像だけの世界になりがちですが、それはあくまでもひとつの情報に過ぎません。胎盤の写真や、カルテの記載内容も重要な情報なのです。ほんとうは執刀医と臨床時の話ができるといいんやがね」

と言いつつ、子宮切片の観察をされる。

丁寧な作業だった。これが分水嶺になる、私は固唾を飲む思いでその午後を過ごした。

9月11日
中山鑑定が出る

納得できる鑑定だ

「ホルマリン内の標本を再構築し、写真撮影を行なった。肉眼所見では標本番号17、19、20、21、22に相当する部分に癒着胎盤と考えられる構造が認められた。その他の部位では子宮組織内に胎盤の構造は見られなかった（153頁の図参照）。

組織のスライドの観察結果を以下に示す。

1、筋層内の絨毛が見られ（あるいは可能性がある）、incretaと考えられる部分は標本番号17、19、20、21、22であった。

2、内膜に絨毛が見られaccretaと考えられる、あるいは可能性がある（しかし筋層には達していない）部分は3、4、7、8、11、12、13、19、24。

3、表面には絨毛が見られるが、子宮との間に脱落膜を介しており、癒着胎盤でない部分は、6、9、14、27、30、31、33、34。

癒着胎盤は後壁にあり、その一部が筋層に達するものであり、肉眼所見とほぼ一致していた。

浸潤絨毛のふかさはせいぜい筋層の表層の1／5までである」

一枚目を読んで「ああ」とため息。濃霧が晴れて青い海が見えたようだ。子宮前壁に絨毛はあるが、癒着胎盤ではない。これで間違いなく航海していけるぞ。

加藤医師や手術現場の医療者の証言「後壁に一部癒着」と、ぴったり一致した鑑定結果だった。よし、これを隅から隅までS医師の鑑定と付き合わせて、論破してやるぞ。

もくもくと意欲が湧いてきた。

公判手続き

7つの争点

公判前整理手続は計6回おこなわれた。

12月14日の第6回公判前整理手続で、裁判所は、公判前整理の結論として公判手続で審理すべき争点として次の7点をあげた。

1、胎盤の癒着部位、程度及びこれに対する被告人の認識内容

2、出血した部位
3、出血についての予見可能性の有無
4、死因と被告人の行為との因果関係
5、被告人が行った医療措置の妥当性、相当性、結果を回避するための措置として剥離行為を中止して子宮摘出手術に移行すべき義務の有無
6、医師法違反の成否
7、加藤医師の供述調書の任意性の有無

同時に、公判手続でおこなわれる証人を誰にするか、証人尋問（証人への質問）の期日とその尋問時間が指定された。検察側の主張、立証方法と、それに対する弁護側の主張や意見を踏まえた裁判所の決定である。

この日、第1回公判を平成19年1月26日10時に指定。

第2回から証人尋問を始める。

平成19年5月25日第5回期日には、検察側病理鑑定を行ったS医師への尋問期日が指定された。

検察側医学鑑定のT医師への証人尋問期日をのぞき、検察側立証の証拠調べ（証人尋問）期日のほとんどが定められた。

いよいよ、主戦場での闘いの道が定まったのである。この日第5回の公判期日までが指定された。

第1回1／26　起訴状朗読、罪状認否、検察側と弁護側それぞれの冒頭陳述。採用決定した検察官請求の甲号証の取調べ
第2回2／23　双葉厚生病院K医師と当該手術の助手の大野病院M医師に対する証人尋問
第3回3／16　大野病院S助産師、H麻酔医への証人尋問
第4回4／27　大野病院O看護師、大野病院院長への証人尋問
第5回5／25　福島県立医科大学病理医のS医師の証人尋問

なお、その後の期日は次の通りであった。

第6回7／20　国立大医学部産科婦人科学教室T教授の証人尋問
第7回8／31　被告人質問
第8回9／28　中山雅弘・大阪府立母子保健総合医療センター検査部長の証人尋問
第9回10／26　岡村州博・東北大教授の証人尋問、2回目の被告人質問

第10回11／30　池ノ上克・宮崎大教授の証人尋問
第11回12／21　3回目の被告人質問
第12回1／25　遺族の意見陳述
第13回3／21　論告求刑
第14回5／16　最終弁論
第15回8／20　判決

平成19年（2007年）1月26日
荒れた初公判

福島地方裁判所（旧庁舎）第1法廷での初公判前、盆地特有の1月の底冷えのする寒さの中、わずか26席の一般傍聴券を求めて、350人ほどが並んだ。

佐藤教授は、大学の医局の方や奥様と共に並んでおられた。傍聴券は抽選だから、少しでも多い人数で並び当てて中に入らなければならない。佐藤教授は、裁判のすべてを支援者に報告するという覚悟でいた。そこで、大勢の協力者を募って並んでもらったようである。

注目の裁判が始まった。

裁判官は3人。この時裁判長は男性だが、あとのふたりは女性。公判前整理手続の時からのおなじみの顔。

検察官は前列に4人、若い事務官と思われる人が後ろに3人。

われわれは二列に座る。平岩敬一、渡辺健寿、安福謙二、平岡敦、兼川真紀、水谷渉、木原大輔、渡辺慎太郎。そして特別弁護人の澤倫太郎医師。

初公判では、冒頭手続とよばれる各手続きがおこなわれる。

まず裁判長が被告人に対して生年月日、本籍、現住所、職業を尋ねる「人定尋問」をおこなう。

そのあと起訴状朗読、罪状認否と続く。

そして、検察官の冒頭陳述（証拠によって、証明しようとする犯罪事実とその背景事情などの事実内容）と、証拠取調べ請求がおこなわれる。弁護側の冒頭陳述をおこなうことも多く、本事件でも弁護側も冒頭陳述をおこなう。

検察官の「起訴状の朗読」がおこなわれた。

起訴状朗読に「異議あり」

起訴状はふつう検事によってたんたんと読み上げられ、被告人と弁護人は黙って聞いている。それが起訴状朗読だが、この日は前代未聞の波乱が起こった。

検察官は手元の起訴状の写しにある「臍帯（さいたい）を牽引して……」の下りで、「ジンタイをけんいんして……」と読み上げたのだ。

条件反射のように「異議あり」と手を挙げていた。

「ただいまの起訴状は、被告人・弁護人らが受領している起訴状とは異なる」

「手続きをはじめからやり直せ」と畳み込んだ。

検察側、弁護側が議論してきたここまでの時間がありながら、未だに臍帯の意味すら理解していないということ。そもそも、子宮に靭帯があるわけがない。いまさらジンタイとはなんだ、という怒りがこみ上げていた。

「読み違いに……」

「どういうつもりだ」

「ウーッ」検察官席に、まるで喧嘩を売られた時のような緊張が張りつめる。

刑事裁判の基本は、直接主義、口頭主義である。

つまり裁判官は検察、弁護人の双方から書面ではなく、口頭による言い分や証人らの証言を直接聞いて判断するのが基本である。

起訴状には「臍帯（サイタイ）」となっているのに、「ジンタイ」と朗読されたのでは、違う起訴状が朗読されたことになる。

口頭主義に照らせば、われわれが見ていない起訴状による裁判が始まるということになる。

逮捕以来、「臍帯を牽引」した際に、子宮が内反（反っくり返る状態）したことが、癒着胎盤であることを示す何よりの証拠、と主張してきた検察。

それに対して通常分娩での内反と帝王切開での内反とを区別なく議論することは間違いであると主張して、双方の論議が激しく対立してきたのだ。それを今になっても「ジンタイ」と読むなど、検察官は、まじめに取り組んではいないということだ。正直、私は怒っていた。

検察側の冒頭陳述に続いて、弁護側冒頭陳述へと移り、弁護人が代わる代わる読み上げていく。

ここでは検察は、主任弁護人平岩先生の朗読に咬みついた。検事調書の一部が黒塗りで隠蔽されて証拠提出されたことを、前代未聞の暴挙だと論断した部分である。検事が取調べに基づき作成した供述調書のうち、検察側に不都合な部分を黒塗りして、証拠調べの請求をしたのである。信じがたい話である。

さらに、私の朗読部分でも「異議あり」を出し、その後の朗読を阻止しようとした。それは、全国の医師らから加藤医師逮捕に対する抗議の声が上がっているとする下りに差し掛かろうとした時だった。

検察は、本件刑事事件の審理に不当な圧力を加えることになるなどとして、弁護側の主張やそれに伴う証拠の提出を認めるべきではないと主張し、私の朗読を阻止しようとした。

気が付いた時、私は、自分でも驚くほどに激しい思いを言葉に乗せ、一気に語っていた。2月20日以降の様々な医師や医学会からの声は、加藤医師の本件手術手法をとがめ、過失犯に問うことは間違いだと、怒りを表している。このような全国的な怒りの表明はかつてないことだ。

それは、本件で問われている胎盤剥離を中止するべきか否かの過失の有無を判断する上で、極めて重要な医学的視点を提示するものであり、なんら非難される謂れはなく、弁護人の主張は許されるべきだ、と畳みかけていった。

裁判長は、しばしの沈黙のあと、「弁護人は続けてください」と述べた。私の主張が認められたのだった。

裁判をブログで報告、佐藤教授、佐藤一樹医師

休憩時間にさっと寄ってきたのは、東京女子医大事件で、当時被告人（東京地裁での無罪判決に対し検察が控訴。大野病院事件の判決が出たその翌年3月に控訴棄却で無罪が確定）だった佐藤一樹医師。

最初は誰だかわからなかった。傍聴席から私に、加藤医師への応援メッセージを手渡された。そこでやっと佐藤医師だと理解する。

「よく入れましたね」。あのすさまじい傍聴希望者の列を思い出し、びっくりした。世の中は、どこかで、偶然という必然を演出するものだと感心した。我に返って、私は加藤医師に声をかけ手招きした。加藤医師は何ごとかと傍聴人を隔てる柵のところへ2、3歩歩いてきた。佐藤医師を紹介する。

「頑張ってください」

「はい、ありがとうございます」

ひそひそと言葉を交わす2人。あとは目線が語る。医療事故被告人同士のエールの交換。

佐藤医師は、初公判の様子を彼のブログに書いている。

弁護側冒頭陳述は、波乱が2回起きた。検察官が2回異議を申し立て、ものすごい勢いで言い争いになった。テレビドラマなどの演技では絶対に見ることができない、ライブならではの迫力である。どちらか一方が、力のこもった生の声で主張されると、相手も盛りあがって来る様子で裁判官が間にはいらないと収集つかない状態である。私も興奮と怒りで聞くことに徹した時間帯もあり、メモはぐちゃぐちゃ、メモをとれない心理状態となり、抜けだらけのメモになった。(中略)

弁護　検察官調書の一部から被告人に有利な記載部分を黒塗りにして証拠請求している（実際に証拠書類で検察に不利だと思われる箇所が黒塗りで消されていた、このことに抗議している）。

検察　このようなことは前代未聞である。

弁護　調書は開示している。証拠の不同意は問題ない。それを証拠隠しとは不法であるかのような言い方では誤解される。

検察　（興奮気味に）教科書や鑑定書の証拠を隠して、不同意にしたのは事実だ。黒塗りも事実だ。

弁護　（湯気がでている）前代未聞とは言い過ぎだろう。誤解が生じる。

そして冒頭陳述のなか、この逮捕、起訴が医療にとっていかなるダメージとなるかを論じたくだり（産科、外科、救急医療の萎縮、モチベーションの低下、医療の崩壊）では、検察から「事件と関係ない」という異議が入った。

検察　本件、刑事事件とは直接関係ない。

弁護士Bさんは、この裁判が国民的に注目を浴びて重要なものであり、陳述は正当である旨演説。検察側も裁判官にこのまま陳述をさせるのか否か問う。（中略）

結局、裁判官は弁護側に陳述の続行を認めた。見たことも聞いたこともないすごい展開である。（中略）初公判から激しい対立になるとは思いもしなかったのだが、こうなってしまった。

（佐藤一樹医師『紫色の顔の友達を助けたい』のブログから）

初公判は15時40分で終了。

この佐藤医師のブログのことをソッと教えてくれたのは、若い検事さんだった。

「イヤー面白いですよ。読んでみたらいいですよ」

たしかに、面白い。

記者会見で「精一杯やった」と加藤医師

初公判が終わって記者会見があった。加藤医師はこの場でも患者への哀悼の言葉を述べ、

「ミスをしたという認識はなく、正しい医療行為をしたと思っています。切迫していた状況でしたが精一杯やったと思っています」

とコメントした。

記者会見には地元福島だけではなく、東京からも報道陣が多数訪れた。毎回公判が終わるたびに福島県庁の4階にある記者クラブで記者会見を開いた。

記者会見を指揮するのは平岩先生。落ち着いたきれいなバリトンで分かりやすく、時には10時間以上にも渡った公判の概要を解説するのだった。

平岩先生の隣には、証人尋問を担当した弁護士が座った。彼らもていねいに記者団の質問に答えていた。

むずかしい事件であるが故に、「メディアには可能な限り対応して、理解してもらうことが大事」というのが弁護団の基本姿勢。

第二回公判
証人尋問に備えて周到に準備する

第2回公判から証人尋問が始まる。

検察側証人のトップは、亡くなった女性が第一子を帝王切開で産んだ時の主治医、K医師である。K医師は大野病院とは近隣の病院（260床）で加藤医師と同じく1人医長として、地元のお産を支えてきた。

検察側証人となったのは、加藤医師が手術当日に電話したことからと推察される。電話の内容は、K医師が帝王切開をした患者を今日、自分が2度目の帝王切開をすることの報告と、何かあったら連絡するかもしれない、と語ったこと。

K医師は参考人として警察に呼ばれ、電話の内容を語り、前置胎盤や癒着胎盤の一般的な説明をしている。

さらに、器具をつかった剥離に対して聞かれると、

「微妙な感覚を確かめることができない器具を使ったりして剥離するのは極めて危険な行為」と供述していた。これは調書になっている。

K医師のこの供述は、「無理な剥離」という検察主張の論拠の1つになっている。

検察が、このK医師を最初の証人とした意図は、大きく3つあったと思う。

1、加藤医師とK医師の会話のなかで癒着胎盤のことが話題に出たことから、手術前に癒着胎盤だと認識していたということを証明。

2、調書でK医師はクーパーを使うことは許されない、と語っているのでクーパーを使ったことは許されないと証明。

3、応援を頼むかもしれないと言っていたが結局は、呼ばなかったことが、「漫然と」手術を継続し、適切な医療行為を怠ったと証明。

の3点である。

われわれはこの論点の1から3まで反駁する、しっかりした用意があった。

検察構図を読み込み備える

検察が、業務上過失があったとする根拠は、まず前壁（事実は後壁）に胎盤が癒着していたということ。しかも、その癒着は、癒着胎盤の中でも重いとされる嵌入胎盤（前壁に癒着はない）だったこと。

検察側の病理鑑定医は、その供述調書のなかで「帝王切開時に、子宮と胎盤を一緒に切ったことは間違いがない」と断定し、だから結果として、大出血が起きたと指摘している。

検察としては胎盤が付着している場所は、前壁でなくてはならない。

前壁なら当然、術前検査でも確認できたし、危険性を予知できた。

準備や検査をきちんとせず、癒着に気付かず、帝王切開時に乱暴にも子宮と胎盤を一緒に切って……この一連の連なりが業務上過失致死罪にあたるとする、これが検察構図である。

たしかに帝王切開では子宮内面に傷跡が残る。そこに胎盤が付着すると、ふつうの子宮内面よりも、絨毛が筋層に入り込みやすい。つまりは癒着しやすい。

検察としては、前回の帝王切開創痕に、たとえ一部でも胎盤がかかっていたと加藤医師がK医師に語っていたのならば、そこが癒着していたとする根拠になると見たであろう。

しかし、帝王切開時に、子宮と胎盤を一緒に切ってはいない。

それは胎盤写真が語っている。

また、後壁から剥離していって、最後にスルッととれたという事実がある。最後の部分とは、前壁にかかっていた部分なのだから抵抗なくとれたなら癒着はないことになる。

すなわち、前壁に癒着はなかった。

その客観的な事実は動かないと確信していたわれわれ弁護団は、あくまで前壁に重い嵌入胎盤癒着があったと言い続ける検察の頑迷さにうんざりしていた。

ただ、われわれが、検察構図が事実と違うと説いても、裁判官が正しく理解することができるかどうかは全く別の問題である。

医学的な知識の下地がない法律家が、医療者でも滅多に見聞きしない胎盤病理を、正しくイメージできるか、その点は多いに不安であった。

クーパー問題

逮捕・勾留段階では、クーパーは凶器とされ「クーパーを使用して強引に胎盤を剥離」(逮捕状の被疑事実)と主張していた検察だが、起訴状では、「クーパーが悪いとは言っていない、剥離を続けたことが悪い」のだと変わっていたこと。起訴前弁護でこの点の勝負はついていた。が、クーパーを使わないとはがせない、それほど癒着していたというのが無理な剥離と主張する根拠とされた。

しかし、術野が見渡せて細かな作業ができる、帝王切開時のクーパーの使用は、より丁寧な措置であるというのが弁護側の認識であり、主張である。

何よりも、はがし始めて途中ではがし難くなり、癒着胎盤が疑われたとしても、はがし始めた以上は、はがしきる。とにかくはがしきる。これが、教えをいただいた産科の先生方の一致した意見であった。そのことを、検察が知らないという事実が、どうしても信じられない。その気持ちで、この日の証人調べに臨んだ。

応援依頼

第3の応援依頼の点は、過失そのものの議論とはかけ離れている。

胎児の娩出、胎盤が娩出した14時50分まではおおむね順調であり、その後に生じた大量出血の止血操作時点では、麻酔科医ならまだしも、産婦人科医であるK医師の応援を頼む意味がない。

まして、児の娩出、胎盤剥離は、手術開始後20数分で終了している。K医師が来たとしても、医師が車で到着するころには、終わっているのである。

われわれはこの3点について繰り返し確かめ、疑問点を洗い出し公判に備えた。

公判で調書の供述を引っくり返した検察側証人医師

K医師は癒着胎盤・子宮摘出を経験していた

主尋問が始まった。

K医師は検察官申請の証人であるので、検察官から尋問をはじめる。これを主尋問という。まずは証人の産婦人科医としての経歴が聞かれた。

K医師は昭和56年（1981）から産婦人科医として1万件を超える出産をあつかってきている。裁判当時は産婦人科部長。加藤医師とは福島医科大学の医局が同じ。K医師が少し先輩で、先輩、後輩として付き合っていたことが語られる。

検察官　今ご紹介いただいた3例のなかで、子宮摘出をした症例はありましたか？

K医師　あります。嵌入胎盤です。

私は驚いた。K医師が癒着胎盤しかも嵌入胎盤で子宮摘出した経験があるとは知らなかった。

これは大変だ、K医師が自分の経験から加藤医師のやり方はおかしい、と主張したら大変だ。隠し玉があったのかと緊張した。

K医師は、自身が経験した子宮摘出例は、摘出後に目でみて判断できるレベルの嵌入胎盤だったと答えた。

隣の平岩先生を見ると目を見張って、うなずく。

その間にも証言は進んでいく。

K医師　絨毛組織が筋肉の中に深さの違いはあれ、侵入している……剥離した部分の絨毛間腔が開いているので、そこから出血する……筋層深く侵入していれば、それだけその筋肉の厚さ、子宮筋の厚さが薄くなる……子宮収縮が悪くなる……そのため血管が開いたままになって出血する……。

検察官　その症例において、子宮摘出を実施した判断に至った理由は？
K医師　胎盤剥離は完了したのですけど、その後出血が止まらなかったからです。

おお、K医師は、その症例、嵌入胎盤で「剥離を完了した」と証言している。

検察官　癒着胎盤症例を扱う時に、クーパーを使う……などと考えたことは、この事件の当時ありましたか。

いよいよ来たか。つぎの瞬間、微妙な展開になってきた。

K医師　……検事さんが言っているのも、ただクーパーを使うと言うだけで、私としては、切るということを念頭に置いてしまってそういうことはしないと言ったんですけれども、クーパーの使い方はいろいろあります。刃を開かないでそぎ落したり……切った後糸で縫えるような範囲であれば切っちゃうとか……考えられると思います。

検事は、さぞかし慌てたであろう。

思わぬ展開で、隠し玉は、わが方に転がり込んできた。

K医師の言うことは、われわれが探し出してきた文献の言う通りであったが、検察官の主尋問中に飛び出した証言であるだけにそのインパクトは大きい。何よりも、弁護団の意気は上がる。

いよいよ、主任弁護人平岩敬一先生から反対尋問開始。よく響く声が法廷を支配していく。心地よい声は、証人をリラックスさせる。

弁護人　穿通胎盤とか嵌入胎盤の重い癒着については、術前にわかった場合にはどうしますか。

K医師　まず術前にわかった場合には子宮摘出を考えます。術中に分かった場合には、とりあえず、穿通胎盤でなければ用手剥離をします。剥離が始まったら完了させるしかないので、そのまま続けます。

私は、改めて、

弁護人　用手剥離を初めて、そのあと大変はがし難くなった。出血も増えてきた。しかし、剥離を継続した。剥離を開始したからには、剥離を完了すべきであるというのが、先生の考え方であったと聞いていいですか。

K医師　はい。私の考えではそうです。

弁護人　剥離中にインクレータ（increta／嵌入胎盤）のなかでも重症部類に入るパークレータ（percreta／穿通胎盤）にやや近いと判った場合であっても、剥離したほうが良いと考えたのですか。

K医師　はい。

検察官の言う癒着胎盤と判った時点で、剥離を中止して子宮摘出に移るべきだとの起訴状のかなめはこの時点で事実上崩壊したと言ってもよいだろう。

反対尋問では、クーパーの使い方も詳細に取り上げられた。しかし、何といっても決定的な証言は、検事の次の再主尋問に対するK医師の証言だ。

検察官　クーパーを切るという場合と閉じて削ぐという動作は、効果や機能は違うという認識ですか。

K医師　はい。当然方法が違うのですから、肉眼的に全視野においてやるのであれば、クーパーを使ったほうが、むしろ優れているのかもしれません。

K医師はクーパーの使用について、検察官の供述調書と異なる証言をした。当然のことながら、検察官は、医師の見解が変わったきっかけを尋ねた。K医師は、検察官から手術所見を書いたのを見せてもらった時。その時に初めて「削ぐ」という言葉が出ていたと証言。

K医師　その時にクーパーをそのように使ったとわかりました。

この証人尋問の最後で、裁判官から証人に質問があった。

裁判官　被告人がどういった状態でクーパーを使ったかとか、使い方について検察官から事情を聞かされる時に、説明を受けなかったのですか。

K医師　受けません。

2・26に集まってくださった先生が口をそろえて「癒着は術前に分かりづらい。後壁ならなおさらわからない」「剥離を始めたら必ず完了させる」「視界を確保するのにクーパーを使うのは、細心の注意にあたる」の3つ。

その3つを、K医師は、ほぼその通りに証言した。この日のK医師の証言がわれわれに無罪を確信させた。

裁判で、その3つを分かってもらうのはかなりの道のりだと思っていたが、最初の証人があっけなくそう証言してくれたのだ。

この無罪の3つのキモは、裁判官に届いただろうか。

届いてほしい。

杜撰な捜査が露呈

思わぬ展開であった。

K医師は検察側証人だが、加藤医師の検察が言うところの過失を証明するどころではなく、終わってみれば、加藤医師に過失はない、むしろ適切だったという弁護側に有利な法廷証言となった。

ご自分も加藤医師と同じ手術を行なったと証言し、胎盤を剥離し始めたら完了させたとはっきりと断言した。

なぜ検察は、当初の事情聴取の時、K医師に癒着胎盤の子宮摘出の経験の有る無し、その体験の詳細について事情を聞かなかったのだろうか。

また、クーパーが危険だと言ったのは、切ると思い込んでいたからであり、あらためてクーパーで術野を確保しつつ削ぐなら、その手技は細心の注意に当たると証言した。

当初検察はK医師に対し、適切な説明を行わないまま、その供述をとった。検察にとって欲しい供述を都合よく取得したかっただけだからである。

しかし、公判廷では、取調べの時に「切った」という認識で話したのが、削ぐように使ったのなら安全だ、と証言が変った。

この展開は、問い方によって人の答えがいかに変わるものか、を示している。欲しい答えに導く問い方があるということだ。それが取調べである。

検察官は、ひたすら起訴に持ち込み、有罪につなぐ証拠や供述のみを追い求め、尋問し、都合のいい供述を調書にしていく。ご都合主義の作文を作成し、そのまま突っ走ったことを公判廷で自ら暴露してしまった。

本来捜査とは、まずは証拠に率直かつ忠実に向き合い、証拠に基づいて何が真実かを探り、その上で構図を組み立てるべきである。しかし、少なくとも本件では、安易に事故調査報告書の内容に沿って構図を立て、その構図に合った証拠を探し求め、その証拠の検証をないがしろにした挙げ句、医学的な知見を学ぼうとする意志も意欲もなかった、と言えるのではないだろうか。

午後には助手の外科医が証言台へ

手術助手の医師は、医師免許取得して5年の外科医である。

弁護人　クーパーを使い始めて出血は多少増えたというお話だったのですが、まだにじみ

M医師　出るという状態は変わりないんですね。

弁護人　ものすごく大量に吹き出してくる状態ではありませんでした。

M医師　先生はその時、どうしていましたか。

吸引していました。壁からしみ出てくるのを、空気ごと吸い込んでいるような感じでした。

弁護人　麻酔記録を示しますが、胎盤の娩出は14時50分です。その2、3分後の出血は2555mlです。胎盤剥離中の出血は555mlですね？

M医師　はい。

弁護人　剥離中は出血のコントロールはできていたという認識でいましたか？

M医師　コントロールをしようとか思わなかったので、たくさんの出血がある感じではありませんでした。

弁護人　クーパー使用後、胎盤ははがれにくい状態でしたか？

M医師　いや、特にはがれにくかったという印象はありません。

弁護人　胎盤はするりとはがれた、という印象ですか。

M医師　はい。

平成19年（2007年）3月16日
第3回公判　検察側証人尋問

麻酔科医に会いに行く　検察側証人の麻酔医H医師が証言する

麻酔科医は、患者の頭側にいて、麻酔チャートに血圧・心拍数・血液ガス濃度・体温などのデータを逐次把握し、記録し、手術中の麻酔導入・手術開始、挿管など様々な処置や薬剤投与の時期やその量などを的確に記録し、その一方で患者の容態を適切に維持（循環動態管理という）し、手術という身体にとって重大な侵襲を受け、しかも麻酔によって自らの状態を知ることも、体調の異変も判らない患者さんの立場から、手術チームに患者の体調の経過を知らしめ、時に、その手術の中止や停止を求めるべき役割がある。

本件のような死亡事例では、循環動態管理が問題視されてもおかしくはない。

なぜなら、検察官主張の通り剥離中に大量出血し、それにより、血圧、脈拍に異変が起きるなど、循環動態管理上、生命の危険やその予兆を感じたならば、執刀医に対し、処置の中止なり、手技方法の見直しなり、を求める必要が出てきてもおかしくはないからだ。

H医師は被疑者として警察の取調べを受けていた。彼の供述調書は、黙秘権の告知を受けていて、被疑者としてのものだった。どのような取調べであったかわからないが、私は加藤医師の弁護人としてH医師の証人尋問前の証人テストに出かけた。

H医師は現役の麻酔科医師として大野病院に勤めている。彼に会うには、勤務時間を縫って時間を空けてもらうしかなかつた。結局、会うのは、彼の当直日の深夜になった。22時過ぎ病院の駐車場に車をとめ、夜間出入り口から病院内に入り、2階の医局室に向かう。しかし、H医師が、すぐに対応してくれることはなかった。待つことしばし、私と向き合っても緊急コールで立ち上がって出ていく。なかなか落ち着いて話をすることはできない。

彼の供述調書では、クーパーを使い始めてから、出血量が増えた。おふろの湯が上がってくるような感じだった、など、検察構図どおりの内容であった。

しかし、彼の立ち位置は、患者の頭側。子宮内の術野を見るには、かなりの距離がある。術野をちゃんと見ることが出来たとは考えにくい。

実際、どう見えたのか。術野を注目しその部分での出血を吸引していた外科医の供述や証言は、麻酔科医のそれとは明らかに異なる。

当然弁護側の問題意識もこの違いに向く。

私は慎重に言葉を選びながら、H医師に尋ねた。

術野はどの程度見えたのか。そもそも見えるものなのか。クーパーを使い始めてからの出血量が増えたと言うが、麻酔チャートの記録上からは、そうとは読み取れないこと。麻酔チャートはどこをご自分で書いたのか。全部か。一部か。途中までか。

彼の答えは曖昧だった。

ただひとつ、明快であったのは、麻酔チャートの記述は全部、その当時に、その通りに記録したこと、実態をそのまま記録したこと。そこだけは麻酔科医の矜持を守るような凛とした声だった。

帰り際、彼は、突然「僕はいつ逮捕されるんですか」と言い出した。ビックリした。「ありえないですよ」と咄嗟に答えたが、納得している様子はなく、怯えた眼差しが私を見つめていた。

座りなおして、「加藤医師の起訴の手続きが取られた際に、H医師の不起訴処分が同時に行われていると思います」と話した。ただ、不起訴にしたとは教えてくれないし、確認するのは容易ではないことも説明する。

この後、H医師に会うために何回か大野病院に通った。

落ち着いて話ができないことや、宙を見つめるような不安げな様子、何よりも「いつ逮捕されるんですか」と言った彼の言葉が気になったからである。

改めて会っても、同じことの繰り返しになった。「いつ逮捕されるんですか」と再び問われた。

怯えが目から消えることはなかった。

このありさまでは、検察の主尋問は勿論、弁護側がいくら頑張っても検事調書の内容を覆すことは無理だなと思った。

というよりも、それを彼に求めることはあまりにも酷だと思った。彼の気持ちを安らげてあげたいが、どうすればよいのか見い出せないまま尋問の日を迎えた。

無理な剥離で大出血のシナリオ

検察の主張は、胎盤の無理な剥離が大出血を呼んだというもの。

無理に剥離を続けたから大出血が始まった。すなわち、胎盤の剥離開始直後、もしくは剥離途中から大量の出血が起きているとの主張である。

しかし、それでは麻酔チャートの記録と矛盾する。

胎盤娩出後までの出血記録は大きな変化は起きていない。

胎盤剥離でのクーパーの使用、出血量について彼の供述調書に沿って、検察は麻酔科医を尋問する。

検察官　検察官に質問を受けて答えた記録に、執刀医の手やクーパーの隙間から子宮内の様子が見えた事が何度かあり。子宮内から血がわき上がるように出ていたと調書にありますが。

H医師　調書の記憶はほとんどありません。

検察官　記録があるなら喋ったのだろうということですか。

H医師　自分も記憶に基づいてお話ししましたが、特に警察の場合がそうでしたが、こちらのニュアンスがちょっと違うぞ、というような所も、全て断言するような形にされてしまった、そんな感じを持ったのは事実です。

調書の事実をH医師は「記憶にない」と証言する。警察調書は医師の、はっきりした記憶で書かれてはいない、と露呈されている。「ニュアンス的なものを全て断言するような形」で書かれたものだというのだ。

麻酔科医の救命措置への質問は限られていた

医学的に、科学的に本件医療事故の検証を行うとすれば、子宮摘出の手術が終わり、閉腹の処置をしていた時の死亡であり、循環動態管理上のさまざまな論点が議論され、検討されてしかるべきである。

しかし、本件は執刀医である加藤医師に対する刑事裁判である。麻酔科医に対する刑事裁判ではない。

科学的医学的な真相を裁判で明らかにすることは、この裁判の目的ではない。

検察は、「無理な剥離が大出血を招き、それにより出血死した」とのシナリオが正しいかそうではないかに沿った質問しかしない。検察は、自身の主張に沿う証言を引き出すのが職務であり、われわれ弁護人は、検察により提示された証拠の信用性や証明力を争い、反対尋問では、検察の主張に沿う主尋問での証言を弾劾してその証明力を削ぎ、場合によっては、弁護側の主張に沿う証言を引き出すことが法廷での闘い方だ。

反対に、弁護側証人については、検察と弁護側がその立場を入れ替えて、主尋問反対尋問をおこなう。

検察が取り上げていない論点や、気がついていない問題への提起につながる尋問は、するべきではないし、そのための証人は申請はするべきではない。

要するに、弁護人の職責は真実発見に貢献することではない。あくまでも、検察官の主張立証の範囲内で、それが真実か否かには関係なく、弁護側から見て不都合なことに反論し反証するにとどまる。検事が明らかに間違っていても、弁護側から見て不都合でないならば、そのままにする。それが刑事裁判であり、それに尽きる。

麻酔チャートを疑う検察

チャートの記録に従う限り、胎盤剥離の間の10分間で出血した量は最大に見積もっても555mlとなる。10分間で555mlなら、お産の場合、大出血というにはあたらない。

お産での大量出血では、1分間に450mlから650mlぐらいの出血もあるという。胎児の命を支え発育を支える栄養供給や酸素供給と、二酸化炭素の排泄などを母体側からの血液循環でこなしているわけで、そのために1分間でそれだけの大量の血液が供給されているということである。

だから、母体からの供給血液量のほとんど全部が出血した場合のことと比べると、この段階ではその10分の1だ。だから、産科的には大量出血とは言えない。

本件では、出血が増加したのは、胎盤娩出が終わって、6〜7分経過したあとからであった。

しかし、検察は、剥離の時の出血量と断じ、加藤医師を問い詰めていた。

だから、麻酔チャートが正しいなら、検察の見立ては成り立たない。

そこで検察は、麻酔チャートの記述は改ざんされたか、忙しさのなかでいい加減に書いた記述とみて、手術室にいた関係者の供述から、胎盤剥離中に大量出血があったと立証しようとした。

客観的な記録よりも、関係者のおぼろげな記憶を供述証拠としてかき集めることが、捜査の重要な柱としていた。その対象は看護師、助産師、麻酔科医だったのである。

しかし麻酔科医は、患者の頭側にいて、執刀医や助手の外科医のように、子宮内部という狭い術野を注視できる位置に立っていたわけではない。患者の頭越しに見ていたに過ぎず、加えて輸血の判断や処置、記録に追われ、術野（剥離を行っている部分）を注視している暇はない。

従って、彼が書いていた記録すなわち、麻酔チャートこそが一番信頼性が高いし、それを前提に捜査をすべきだった。

出血を強調する検察に異議

検察官　どんな出血の様子が見えましたか。

H医師　はっきり分単位では覚えていないのですが、お風呂に水を張るような感じで、湧いてくるような感じの出血が見えた覚えがあります（スイッチをいれると決まった湯量が溜まる風呂で、下から水面が上がっていく感じと説明）。

検察官　その出血の状況をみてどのように思いましたか。

H医師　だいぶ出ているなと、あとは血圧とのかねあいで、輸液を、とにかくパンピングしなければという思いでした。

検察官　被告人がどのような作業をしていた時ですか。

H医師　今となっては記憶があいまいで、はっきり覚えてないんです。

検察官　そうすると手を入れて作業をしている、あるいはクーパーを使って作業している

弁護人　あたりのころだったという。
裁判長　異議あり。剥離している行為なのか手をいれているだけの行為なのか、明確にしてください。
検察官　どういう作業をしているかという言い方でもう一度聞いてください。
H医師　どういう作業をしていた時に、その出血を見たという記憶がありますか。
　何時ごろにどのくらいの出血というのはもう覚えておりません。記録を見るしかないと思うんですけれども。
弁護人　麻酔チャートは看護師の報告で書くので若干のずれがあるとして、そこを最大限みて14時50分に255でよろしいですね。
H医師　そうですね。50分ぐらいだと思います。
　麻酔チャートによれば、胎盤剥離が終了した5分過ぎくらい、14時56〜57分に出血が急に増えており、直前の14時50分には血圧も急に落ちた。
　14時40分　100／50。脈拍は頻脈
　45分　80／40。脈拍は頻脈

50分　胎盤娩出
55分　50／30まで下がった。脈拍が70に急に落ちている

胎盤娩出後は執刀医と助手の外科医が子宮収縮剤を投与し、双手圧迫やガーゼ充填、子宮内面の出血点をZ縫合するなどの、あらゆる止血操作がおこなわれた。

麻酔科医もおおわらわであった。


14時56〜57分から15時の間に輸血が開始された。


点滴ライン2本の一本は、15時30分手前ごろからノルアドレナリンを持続的に注入し、片方のラインから輸液・輸血がパンピングでおこなわれていた。

また、当初は、麻酔チャートの記入は麻酔科医のH医師がおこなっていたが、途中から麻酔チャートの記入は看護師にまかされたようだ。

手術室内のスタッフ全員が極度の緊張と緊迫した中で、次から次へと必死の作業が続けられ、15時35分ころ全身麻酔に移行。止血作業は続けられた。

16時30分、輸血を続行しつつ、子宮摘出手術開始。

検察官　子宮摘出実施の時刻はわかりますか。
H医師　これは読み取れないです。
検察官　記録上はわからないということですね。
H医師　はい。
検察　麻酔記録では16時25分から30分ごろにかけて血圧が上がっていますが。
H医師　濃厚赤血球を輸血し始めたあとだったと記憶しています。
検察　それ以降は、血圧は安定していたのですか。
H医師　記録上は80から100を行き来していて数字だけみればまずまずの数字ですけど、脈拍が速い状態はずっと続いていますし、またノルアドレナリンという薬も入っていますし、パンピングも続けていますし、循環動態が安定しているとは言えない状態でした。
検察官　子宮摘出を終了しての循環動態はいかがでしたか。
H医師　先ほどと同様、血圧自体は80から100前後をいったりきたりということで、数字としてはまずまずですが、循環動態として安定していた状態ではないです。

止血措置をし、子宮摘出術が無事終わり、スタッフたちが乗り切ったか、と思い始めてた最後の閉腹術の時、事態は急変した。

子宮摘出が終わり、閉腹術中に容態が急変

私は兼川弁護士の「おなかを閉じる時に亡くなられたということが、伝わらない。まるで大出血のなかで亡くなったように言われている」という言葉がいつもひっかかっていた。

検察は注射針のゲージ（太さ）を問題にしていなかった。太い針を直接静脈に入れる穿刺をして、太い針で効率よく輸血できなかったのだろうか。私はそこも聞きたかった。

弁護人　輸血の速さには重力だけでなく針の太さも関係しますね。太いほど入りやすい。20Ｇより18Ｇ、それより16Ｇの方が補液量はずっと増えます。ＩＶＨをやることを決断されなかったのですか？

Ｈ医師　（中心静脈穿刺を）やることで却って危なくなるかもしれないと思い、やりませんでした。中心静脈カテーテルは、脚の方に入れるのは砕石位なのでむずかしいし、首や鎖骨下はそばの動脈を刺すおそれがあります。首の場合、万一刺して血が噴き出し、皮下血腫ができると危険です。鎖骨下は肺を刺すことがある。危険を冒してまでできない。

弁護人　14時55分の直後、血圧がストンと落ち、ノルアドレナリンを選択しましたね。血圧が落ちるから、患者は気持ち悪くなったりする。そういう状態を防ぐためであるなら、この時点でヘッドダウンして中心静脈の確保が可能だったのではないで

H医師　IVHに関してはなんとも言えませんがヘッドダウンはおっしゃる通りで、ただその時は思い浮かばなかったです。
裁判官　ヘッドダウンを説明してください。
H医師　手術台の頭部を下げることです。
裁判官　要するにベットを傾けるということですね。

この裁判官からの肩透かしをくらったような介入尋問によって、私のH医師への尋問の腰は折られてしまった。裁判官に説明をしながら、このレベルの説明からしなければならないのかという疲労感に襲われた。

子宮部分での出血が続き、それを少しでも軽減するには、頭部分の体位を腰部分よりも下げることで、腰部分にかかる血圧を和らげる効果も期待できるのではないか。

パンピングに両手を取られた状況を避けあるいは脱するためにも、早めの輸液ルートの確保は必須ではなかったのか。そのためにも、ヘッドダウンすれば、早めにIVH（中心静脈）の確保など、さらなる輸液ルートの確保が可能だったのではないか。

医の素人なのに、それが私の頭を占めていた。しかし、裁判官への説明をしているうちに、弁護人の職責を超えているのか、との思いが浮かび、私は尋問を続ける気力を失った。

それにしても、解剖が行われていたならば、羊水栓塞の有無もわかるし、ＤＩＣが起きていたか否かの確認もすることができるが、解剖をしなかった（加藤医師は申し出たが）ので、病理的には「くわしい死因はわからない」ということになる。

産科ＤＩＣ、羊水塞栓、ほかに何か起きていたかもしれない。

Ｈ医師への尋問は、大きな徒労感とともに終わった。

平成19年（２００７年）５月25日 第５回公判、胎盤写真を見なかった検察側Ｓ病理医

検察側病理鑑定のＳ医師の証人尋問の日がやってきた。

このＳ医師の病理診断や鑑定は４回おこなわれていた。

手術後の病理診断。その後の証拠開示時点での鑑定書、追加の鑑定書、さらには意見書。しかし、内容は、そのたびに変わっていた。

われわれがびっくりしたＳ医師の、

「帝王切開時に、胎盤が一緒に切られていることがはっきりとわかります」

という検察での供述は、公判の証言では、

「今回の帝王切開創と癒着胎盤は、必ずしも一致していないというふうに考えます」

とあっさり訂正されてしまった。

その理由は、なんだかよくわからない説明だった。

反対尋問中、異議の連発

S医師は、法廷で子宮壁に胎盤がのっていた部分を想像して絵を描いたが、それは、ヤツデのように胎盤が伸びている図だった。

そのようなことがあるのだろうか。

胎盤が伸びたのは子宮の収縮によるもの。胎盤がどこについていたかはわからないというのが検察官の主張のようである。

わかるのは「子宮筋層に胎盤絨毛が残っていた部分の上には胎盤がのっていた」という趣旨のみ。


弁護側の反対尋問が始まった。

弁護人　摘出子宮を鑑定された経験は。

S医師　鑑定はありません。
弁護人　病理診断は。
S医師　3件です。
弁護人　本件前に病理診断したのは。
S医師　1件です。
弁護人　その結果は。
S医師　覚えておりません。

弁護側の反対尋問中、検察から異議の連発。

弁護人　仮に胎盤をメスで切ったとすれば胎盤の写真を見ればわかりますか。
S医師　もし切った部分が写真に写っているのであればわかると思います。

S医師が胎盤の写真を見て鑑定していないことが明らかだ。

胎盤絨毛があるところに胎盤がのっていたとするのは間違い。なぜなら絨毛は極々細の細胞で、驚くほどにばらけやすい。どこにでも行ってしまう。だから絨毛があるというだけで、前壁に胎盤がのっていたとは言えないのである。まして、癒着があったとは言えるはずもない。

しかしこの時期、裁判所は弁護側が出す病理鑑定書の内容を知らない段階なので、胎盤絨毛があちこちにある理由を知らない（検察側は証拠開示により知っている）。

そうした中で、検察が異議を連発をして、検察構図を守り抜こうとするのだ。

裁判で医療事故を検証することのむなしさ。ともかくも、弁護側は再確認をした。

弁護人　子宮切開部分の下に、胎盤があったと考えていましたか？
S医師　帝王切開部分ですか？
弁護人　そうです。
S医師　帝王切開部分に癒着胎盤はありませんでした。
弁護人　胎盤があったかどうかはいかがですか？
S医師　あったかどうかは、わかりません。

検察官調書での勢いのある供述はすっかり姿を消していた。

弁護人　何を見て鑑定をされましたか？
S医師　子宮と、依頼書です。
弁護人　その2点のみですか？

S医師　何かあったかもしれないが、認識はありません。
弁護人　胎盤の写真はありましたか?
S医師　覚えていません。
弁護人　カルテは提供されましたか?
S医師　いいえ。

やはり、S医師が胎盤写真を見ていないことは明らかだった。

カルテに添付されていた胎盤の写真は、このS医師も、そして、取調べをしていた検察官も気がついていなかったのである。

それで帝王切開の時に胎盤を一緒に切ったのは間違いがないと、供述した。

また、切り出した子宮標本に絨毛があっただけで癒着胎盤と判断した。鑑定結果が変化したのは「切片の全体かその一部かで見ておこなったせい」という意味不明な表現になった。

病理医のS医師か検察官がカルテをていねいに読み込みさえすれば、どこも切られた跡のない胎盤写真を確認することができただろう。写真だけではない。娩出された胎盤のスケッチが、寸法や胎盤の状態まで細かく記載されていたが、それも参考になったはずである。

そうすれば、

「帝王切開時に、胎盤が一緒に切られていることがはっきりとわかります」

と言えるはずもない。病理鑑定は全く違ったものになっていたはずだ。

再々変わる病理鑑定とは

そもそも、絨毛があるからその上に胎盤がのっていたとすることはできない。ばらけた絨毛が止血操作をしているうちに子宮内部中にまき散らされている。壊死絨毛や退化絨毛もある。また、脱落膜組織とくっついている時は癒着胎盤ではないのだが、それもわかっていない。つまりはS医師には脱落膜組織を見分けられていない。しかしそれをS医師本人が認識していない。

ならば検察官も、裁判官も理解できるわけがない。

問題はさらにあった。当初の鑑定書と追加された鑑定書や意見書の内容がまたまた違うのである。

患者の死直後の病理診断で、S医師は、癒着の範囲を後壁としていたし、癒着の程度については、「Placenta accreta」(=癒着胎盤の中で一番軽いもの、「楔入胎盤」を意味する)と診断をしていた。

それが起訴当初の鑑定書では、後壁から前壁に掛けての範囲に広がり、癒着の程度は嵌入胎盤(increta)と重い癒着に変わっていた。

そして追加された新たな意見書では、癒着の範囲が更に広がった。

癒着胎盤の範囲の広がりは、子宮のほぼ全周を覆うような異様な有様となった。
3回に及ぶ病理の診断・鑑定の結果の変遷は、その信用性に強い疑問を持たせる。私はS病理医に、その矛盾を問いたださずにはいられなかった。

弁護人　最初の病理診断結果と最初の鑑定結果と今回の鑑定とその結果が一貫していないですね。結果が違うことは認めますか。
S医師　はい。
弁護人　再度鑑定すると、また変わりますかね。
S医師　それはわかりません。（法廷のどこかで、笑いが起きた）
検察官　異議あり。

この病理医は「わかりません」と証言。再度鑑定作業をしても変わらないと断言できない鑑定とは何であろうか。その都度違う鑑定結果など何等の信用性もないということだ。これで当方の目的は十分に達せられたと思う。
しかし、病理診断の間違いにより次々とボタンが掛け違い、有能な医師が患者から離され、医療現場の崩壊が起こってしまったことを思うとたまらない気持ちになった。

平成19年（2007年）7月20日
第6回公判　検察側鑑定人は腫瘍の専門家

検察側の医学鑑定をしたT医師の証人尋問期日。私は、持病の発作が起きて倒れ、裁判を欠席。平岩先生に結果を聞いた。平岩先生は当然のことだけれど、検察の鑑定人が、この事件の鑑定人として相応しくないことを証明してくれた。

この医師は産婦人科といっても腫瘍を専門とする、子宮がんや卵巣がんなどを専門とする医師であり、周産期の専門家ではない。お産の経験はあまりなく、ご自身での癒着胎盤の経験は助手で立ち会った、30年以上前の1件のみとか。

・T医師の経験として、過去の子宮摘出があった帝王切開術の出血量は、トータルで2万から3万の間であったこと。
・若き医師時代に胎盤剥離後に子宮を摘出して救命に成功した事例に立ち会ったことがあったが、その時の救命には、数日を擁し、非常にむずかしかったたこと。
・癒着した胎盤を、自分の手で剥離した経験はないこと。

・平成18年度に自身が教授を務める国立大学の産婦人科教室で三例の癒着胎盤の症例があり、症例検討会があり、それがホームページで公表されたことを知っていたとのこと。

平岩先生は「3例とも、胎盤剥離を続行して剥離を完了していますね」と聞き、T医師は「はい」と答えたという。

一般の知識で鑑定してくれと頼まれた

このT医師は、病理医の最初の鑑定書（平成17年6月）と、県が公表した事故調査報告書に準拠して医学鑑定をしている。

鑑定書には、後壁はもちろん前壁にも嵌入胎盤があったと書かれていた。

警察から鑑定の依頼を受けた時は、産婦人科一般の知識で鑑定してくれと頼まれたので鑑定書を書いたと、鑑定の経緯を証言した。

中山先生に教えを乞う　片道5時間の大阪行き

私が担当する鑑定証人は、中山雅弘先生。

猛暑の夏から公判廷での証人尋問の日を見据えて、終わってみれば12回もの大阪詣でをしたことになり、中山先生を悩ませた。

胎盤病理を飲み込み、理解し、中山先生への尋問事項表を作る。Q&Aである。いかに必要かつ適切にして、十分な質問を設定するか。どうすれば、理解されやすい答えを導き出しやすいか。先生に作成していただいた鑑定書に即して、その鑑定書を理解してもらうための作業であった。

14時か15時ころから大阪府立母子保健総合医療センターの会議室で先生に教えをいただく。気が付くと、19時を過ぎようとしている。慌てて、最終の新幹線に間に合うよう先生にお礼を申し上げお別れを言う。その都度、これで大丈夫だと納得して帰京するが、東京に戻り、尋問事項表の仕上げに入ると、またまた行き詰る。胎盤病理の理解が足りないのである。

どんな展開にも中山先生並みに応酬する、そんなのは無茶だが、それでもその自信を得たく、絶えず疑問に悩まされ、その度に強引に会ってもらい教えていただいた。

その都度、同行してくれたのは水谷弁護士。重い資料をもち、記録を取り、それをまとめる。気の遠くなるような根気のいる作業であった。続けることが出来たのは、彼のおかげだ。

大阪府立母子保健総合医療センターは、新大阪駅から、地下鉄御堂筋線、それから泉北高速鉄道にのりかえて、私の足では乗り換えに遅れたりするから、途中からタクシーに。新大阪を降りてから片道2時間を優に超えた。

猛暑に汗だくだくで、帰りの新幹線のなか、汗ですきとおったYシャツを広げ、乾かしながら帰る。前をはだけている状態。前の席に両腕を押し付けて周りから隠す。変なカッコである。

検察は中山鑑定の信憑性を疑わせるように、目くらましや重箱の隅をつつくような攻撃をするだろう。

その対処のためには、まずは、私が胎盤病理をしっかり理解し、中山先生がどんな攻勢にも対処できるようにしていなくてはならない。

そうでないと、中山先生を守れない。つまりは加藤医師も守れないのだ。

私は、切片の顕微鏡写真を読み解こうとした。

胎盤絨毛についての専門的な勉強もした。

だが、素人とは悲しいもので癒着か否かの区別も、どれが絨毛でどれが脱落膜細胞で、どれが栄養膜細胞なのかの区別もつかない。それぞれの組織上の役割や機序が飲み込めない。お手上げだ。

私が中山先生になれるわけはないが、せめて法廷で間違ったことを言わないようにしなければならない。

脱落膜、栄養膜、絨毛の侵食、ホルマリンで固定された子宮切片の問題、アーチフェクト（術中の措置や子宮切片の切り出しから始まる標本作りの操作によって標本プレパラートに挟む細胞組織内に生じる、構造物や人為構造のこと）の問題など、教えてもらう。

中山先生は辛抱づよく、教えてくださった。

訓練を積んだ医師は、画像のわずかな影から炎症やがんの手がかり、病態の変化をつかむ。それは、頭のなかにあらかじめ蓄積されている「理論」を「映像」にあてはめて見るからできるのだ、とある医師が教えてくれた。

中山先生が顕微鏡で癒着かどうか探る時にも、科学者の「理論」をこれまで経験された癒着胎盤の特徴ある映像にあてはめているのかもしれない。


中山先生に、S病理医の鑑定書の矛盾点を教わって、あらたに癒着部位を出してもらう。前壁にはない、後壁の17〜22にやや深い嵌入胎盤。これは写真と一致している。

水谷弁護士がいつも同行し、S医師、中山鑑定の図表化を手伝ってくれた。一目瞭然にふたつの鑑定の違いを示し、どちらが写真に符合するか、裁判官にわからせるのだ。

子宮前壁の癒着胎盤の有無の争い

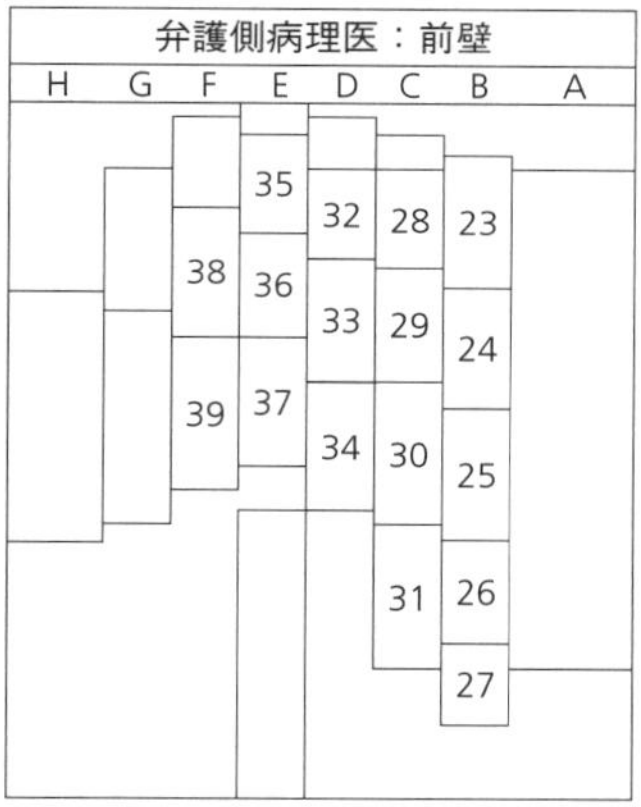

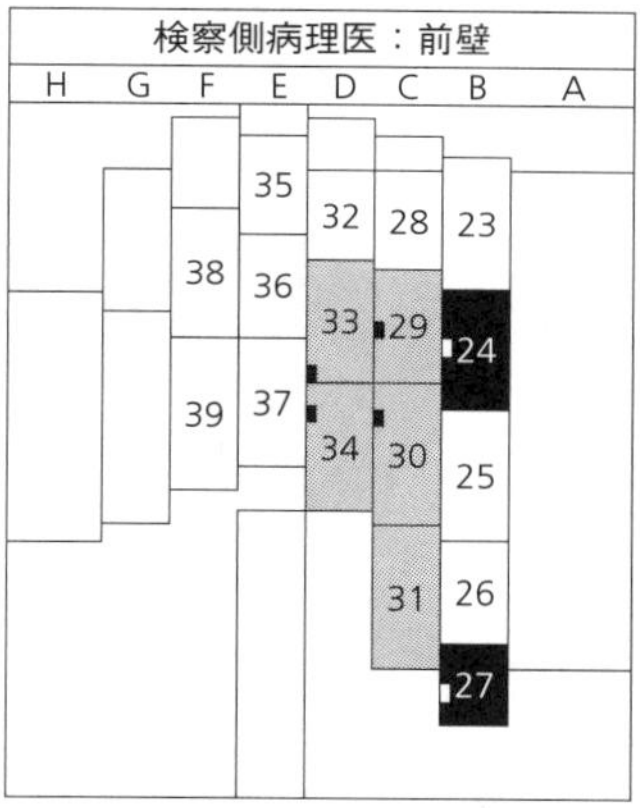

・検察側病理医「前壁に癒着あり」
・弁護側病理医「前壁に癒着なし」

黒：嵌入胎盤（increta）
グレー：楔入胎盤（accreta）

子宮後壁の癒着胎盤の程度と範囲に争い

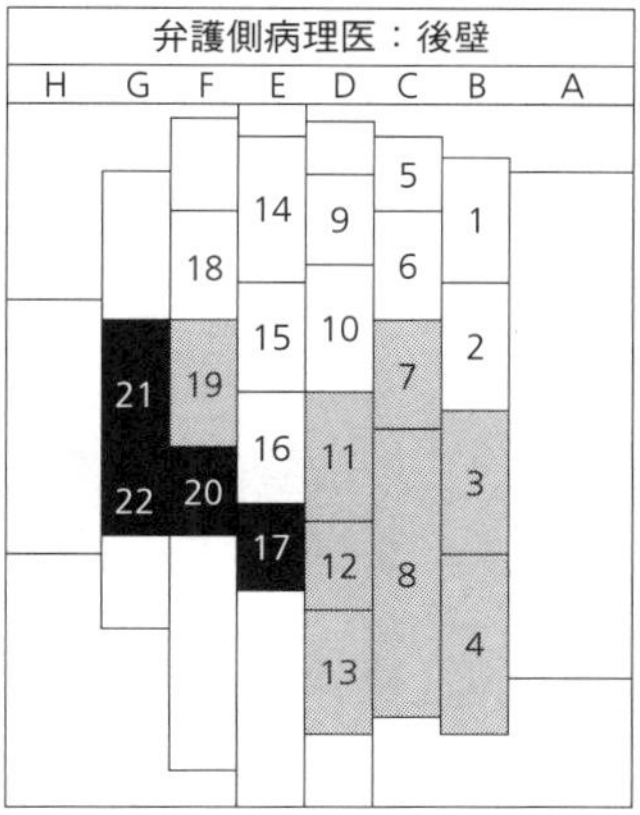

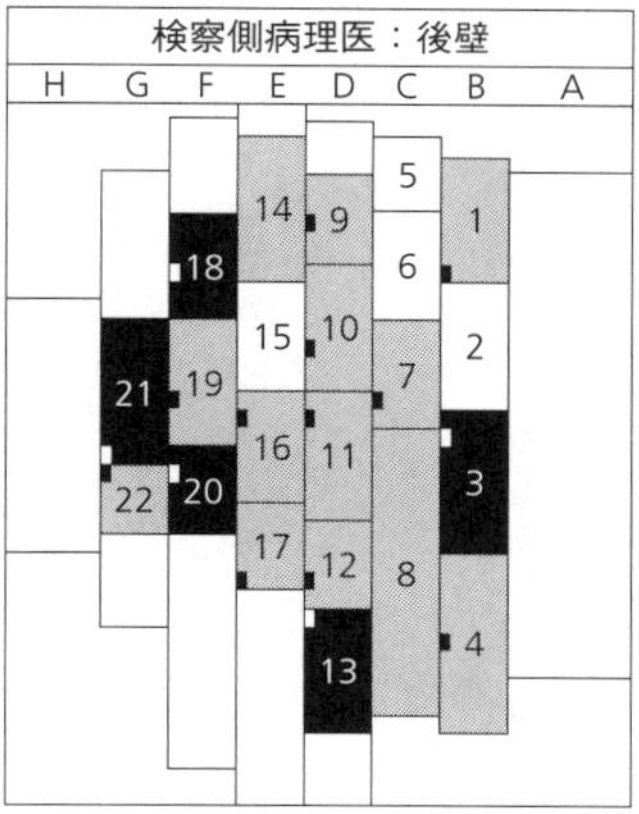

黒：嵌入胎盤（increta）
グレー：楔入胎盤（accreta）

平成19年（2007年）9月28日
第8回公判　中山鑑定

水谷弁護士や木原弁護士が中心となって前の夜遅くまで、公判で使用するためのスライドや、図、文書などの資料を準備したがなんということか。その重要なスライドや、図、文書の資料を裁判所への移動のタクシーに置き忘れてしまった。

定刻になっても尋問は始められず、満席の傍聴席にもざわめきが起きていた。

裁判官との進行協議のために平岩先生は席を離れ、法廷は休廷となる。

突如、立ち上がった兼川弁護士は若手を指揮して猛然と動き出した。彼らは、自分たちそれぞれがもっていた鑑定のスライド、図、書類を切ったり組み合わせたりと、あれよあれよという間に、尋問資料に充分な形態にしあげていく。

非常時の現場対応力に優れた臨機応変の技を見せつけられた。

すごいチームワーク。リーダーシップ！

開廷は20分遅れたが、私は、主尋問を開始した。

絨毛があるから癒着ではない

中山医師のこれまでの病理診断歴のなかでの癒着胎盤症例数は、楔入胎盤（accreta）15例、嵌入（increta）8例、穿通（percreta）1例と、あわせて24例。

病理診断数5万例の中の24例で0・04％という計算になる。

ハイリスクのお産を引き受ける母子センターでこの数字だから、一般の産婦人科医はなかなか出会わない疾患だということである。

検察側病理鑑定と、中山鑑定の食い違いの理由として、中山先生は絨毛がバラけやすい組織であること、それ故にどこにでも入ってしまうことを指摘。

とくに、本件のように、胎盤剥離後に止血操作のために子宮内部にガーゼやタオルを充填したり、さまざまな手技がおこなわれて子宮内部に人の手があること、その上、子宮摘出までしていることから絨毛組織は、思わぬところに移動し、あたかもそこが癒着胎盤の状態であったかのように子宮内壁に絨毛組織が存在してしまう、と説明する。

だから絨毛があるから癒着と鑑定するのは正しいとは言えず、脱落膜や栄養膜の状況も含めて総合的な判断をしなければならないと証言される。

中山医師　アーチファクト、それはもちろんあるわけで、切り出しはある部分を切りますし、その後、パラフィンにする中で機械の中でたくさんのものがさっと一緒にありますから、ばらけたりすることも可能性としてあります。

弁護人　ばらけるというのは、何が？

中山医師　胎盤絨毛はばらけやすいんです。アルコールは絨毛がばらけやすいですし、いろいろなカセットが一緒に入るので、脳の中に絨毛が入っとったりとかするわけです。

弁護人　オートメーション化されていますよね。

中山医師　オートメーションの中で他の組織とぐるぐるといろいろなカセットを一緒にガシャッといくわけで、カセットには液の浸透のため穴があいていますから、ばらけた組織が入ったりすることがあります。

弁護人　本件では胎盤摘出のため用手剥離、双手圧迫や、ガーゼ充填して、Z縫合したり、さまざまな外科的処置をしているとアーチファクトが起こりますか？

中山医師　そうですね。切り出し、機械の中でと言いましたけれど、三番目のアーチファクトは、手術操作です、あるものが子宮へ移動している可能性もあると思います。

癒着胎盤部分についての結論は、次の通りである。

弁護人　癒着部位はどこでしたか？

中山医師　後壁部分です。

弁護人　どの部分に脱落膜がありますか？
中山医師　それ（後壁）以外のところです。
弁護人　脱落膜があるから、それ以外のところには癒着はないと。
中山医師　そうです。
弁護人　帝王切開創の下に胎盤はなかった。だから胎盤は切っていない？
中山医師　そうです。
弁護人　で、その帝王切開前壁の、上の方に絨毛がある。
中山医師　組織的にはね。
弁護人　しかし、そこには胎盤はないんですね。
中山医師　そう考える方が素直ですね。飛び火的にあることも100％ないとは言えませんが、ものすごい薄い確率です。
弁護人　しかしもしそうだとすると、もうちょっと見えるはずですし、仮にそう仮定すると胎盤が飛び火・飛び火的にないといけないので、そんなことはすごく低いです。
中山医師　そうすると、胎盤がないから、そこには癒着胎盤はない、ということですね。
　　　　そこに癒着胎盤があるっていう人、ないですね。

わかりやすい証言であったと思う。

検察側は、執拗に中山医師を責めたが、中山先生はむしろ戦闘的な検察尋問を楽しまれるかのように、落ち着いた切り替えしや逆質問をしたりして、ひるむこともなかった。

結局、20時過ぎまでかかった。

中山鑑定の意味

・絨毛があることが、ただちに胎盤があったとは言えない。
・絨毛はバラけやすく、動く。
・手術中の手技で、絨毛はいくらでも子宮内を動く。
・古い絨毛、死んだ絨毛を見分けることが必要。
・脱落膜がある時は癒着ではない。脱落膜を見逃さないこと。
・アーチファクトを間違えないこと。
・標本をつくる時に、浮遊していた絨毛が、標本に残ることがあること。

平成19年（2007年）10月26日、11月30日
第9回公判、第10回公判　剥離続行は当然のこと

ほぼ毎月1回のペースで公判が続いた。

それに合わせて、われわれも弁護団会議をひらき、ブツヨミを続ける。

公判と公判のあいだの1ヶ月は、証人予定の方との打ち合わせ、相当量の資料の読み込み、尋問事項表の作成で忙しい。それぞれが生業としての仕事もあり、疲労が蓄積されていった。

弁護側最後の証人は、周産期の専門家、東北大学医学部産婦人科岡村州博教授と、宮崎大学産婦人科池ノ上克教授。

岡村教授からは、主として、加藤医師の帝王切開手術前の診療・診断、手術準備の為の諸検査の適否について証言があった。

岡村先生はカルテやさまざまな諸検査記録に目を通し、弁護人との打ち合わせにていねいに応じて頂いた。

木原弁護士は仙台まで幾度となく通った。

岡村先生が語るもうひとつのテーマは、剥離開始後に癒着胎盤との疑いが生じた時、胎盤剥

離行為を中止すべきか、継続するべきかの問題。

岡村先生は、1万例の分娩経験を有し、前置胎盤症例で癒着胎盤であった例は、7、8例。穿通胎盤であった症例は1例。

これは帝王切開で開腹後、癒着を剥離せず子宮摘出した。

穿通胎盤は絨毛が子宮を突き破っているので、容易に事前の検査でわかるからである。しかし、ほかの症例はすべて胎盤を用手剥離した。

また、クーパーで剥離した経験はないが、局所的な癒着であれば、クーパーを使用してもなんら差し支えはないと証言した。

弁護人　出血は剥離の当初からですか?

岡村教授　もちろん胎盤の付着をはがすのですから、はがした部位から当初から出血します。

弁護人　出血によっては、剥離を中断して、剥離をしないということはありますか?

岡村教授　私の経験ではありません、胎盤剥離を始めたら最後まで完遂します。

最後まで剥離します

池ノ上教授に面会するため、宮崎に通ったのは兼川弁護士である。

池ノ上教授は、九州での周産期分野で医療システムを立ち上げ、多くの重篤な妊婦さんの命を救うネットワークをまとめ上げた方である。九州、とくに南九州での重篤な患者さんが宮崎大学に集まる仕組みとなっていた。

池ノ上先生が、平成13年（2001年）から平成19年（2007年）までの年間で関われた4700件の分娩のうち、前置胎盤で癒着胎盤であった症例は12例あった。前壁に癒着胎盤があった症例は10例で、後壁に癒着があったものは1例。

癒着胎盤の中で子宮摘出したものは9例あり、9例中胎盤剥離をせず子宮を摘出したものは5例。

これらは帝王切開で開腹したあとに、子宮前壁に穿通胎盤がみつかったり、明らかに癒着胎盤とわかった場合であった。

池ノ上教授　胎盤を摘出すれば、多くは子宮筋層が収縮し血管が押しつぶされて止血の機序が進みます。また、子宮摘出は新たな操作であり、胎盤が残っていると手術が非常にやりにくいし、胎盤剥離を途中でやめても出血が止まるということは全く期待できません。

と証言し、子宮摘出前に胎盤を剥離する時は、途中で胎盤剥離を中止せず、すべて胎盤剥離を完了してしまうと証言した。

その方が子宮収縮が起き、出血が少なくなり、また止血操作がやりやすい。逆に、もし胎盤の剥離操作を途中で止めて子宮摘出に移ると、出血が非常に多くなり、手術操作もやりにくい、そのために胎盤剥離を完了することが必要である。

論告求刑公判

第11回公判（2007年12月21日）での加藤医師の尋問。

第12回公判（2008年1月25日）調書の取調べ、遺族3人（夫、父親、実弟）の意見陳述などの手続きを経て、第13回公判（2008年3月21日）論告求刑公判を迎えた。

論告求刑公判で、検察官は、「剥離を中止すべき義務があったのにこれを怠った」と加藤医師を厳しく責め、その刑事責任は重いと糾弾。禁固1年、罰金10万円を求刑した。

弁護側は、5月16日の最終弁論で検察官の主張をことごとく論駁し、無罪を主張した。

裁判所が、証拠と法によって審理するならば、無罪は間違いがない。だがしかし、安心できなかった。

２００８年8月20日判決
主文　被告人は無罪

２００８年8月20日、福島地方裁判所。朝から夏の陽射しが照りつける中、傍聴券を求めて並んだのは７８８人。

初公判から欠かさず傍聴していた佐藤教授の姿もあった。多数の報道陣がカメラを構えていた。

10時、開廷。鈴木伸行裁判長は加藤克彦医師を見つめて言った。

「主文。被告人は無罪」

一瞬の静寂があった。

バタッとドアが開いて、ダダダッという靴音が轟く。

「無罪だ」

「無罪、無罪！」

叫び声と雪崩のような振動が背中越しの廊下を駈け抜けていく。報道陣が、どっと外へ溢れ出したのだ。

やった！　とうとう勝ち取れた。加藤先生、開放だ。

と視線を向けたが加藤医師はまっすぐ前を向いたままだ。

その時、医師の首から顔にサアーと赤みが上った。万感の想いを現すこともできずにただ耐えて立っておられる。

判決文

判決文の朗読が続く。その内容の多くは、検察の主張を取り入れた部分が多く納得できないものだったが、最後には
「医療行為が身体に対する侵襲行為を伴うものである以上、患者の生命や身体に対する危険性があることは自明であるし、そもそも医療行為の結果を正確に予測することは困難である」
と断じた。そして、
「医療行為を中止する義務があるとするためには、検察官において、当該医療行為に危険があるというだけでなく、当該医療行為を中止しない場合の危険性を具体的に明らかにした上で、

より適切な方法が他にあることを立証しなければならない……本件に即していえば、子宮が収縮しない蓋然性の高さ、子宮が収縮しても出血が止まらない蓋然性の高さ、その場合に予想される出血量、容易になし得る他の止血行為の有無やその有効性などを、具体的に明らかにした上で、患者死亡の蓋然性の高さを立証しなければならない。そして、このような立証を具体的に行うためには、少なくとも、相当数の根拠となる臨床症例、あるいは対比すべき類似性のある臨床奨励の提示が必要不可欠である」

医療現場では、一度剥離を開始したら、それを中止して子宮摘出に移る事例はなかった、と検察は認めるしかないのだ。

「相当数の根拠となる臨床症例」を集めることは不可能。ましてや、対比すべきより適切な臨床例を提示することは、絶対にできない。

判決文の締めくくりには、

「本件患者の死亡という結果は、癒着胎盤という疾病を原因とする、過失なき医療行為をもってしても避けられなかった結果と言わざるを得ないから、本件が、医師法21条にいう異状がある場合に該当すると言うことはできない」

と、「避けられなかった結果」だと認めた。

裁判所は、この事件において加藤医師の処置にミスがないと判断した。(判例時報2295

号）

控訴断念

その日、福島で開催されたのが「福島大野病院事件が地域産科医療にもたらした影響を考える」という集会。

呼びかけ人は、愛知の産婦人科医、野村麻実氏。有志の医師らが全国各地から福島まで駆けつけ、真剣に産科医療の現状を議論した。

まさに最後まで「風」は吹き続いた。

無罪判決後も、検察に「控訴断念」を呼びかけるという形で「風」は続いたのだった。

しかし、われわれ弁護団はこの集いに参加していない、裁判所へ与える影響を考えるとどうしても参加することはできなかった、今でもその時の、申し訳ないという思いが甦る。

8月29日、検察は控訴を断念した。無罪は確定した。

弁護団は、その責務をはたした。私は、その一端を果たした。無罪以外の答えは用意されていない中での弁護活動との思いがあっただけに、本当にほっとした。

しかし、喜ぶ心境にはなれなかった。

無罪となり裁判が終わったとしても亡くなった患者さんは帰ってこない。

この事実を受け止めるのは、加藤医師の責務である。信頼してくださったからこそ、受診されたのに、その患者さんの期待や要望に応えることが出来なかったことは、医療者の良心としてお詫びするしかない、と言う。それが加藤医師である。

その心境は、同時に、私たちの心境でもある。

弁護団は、決めていた。何があろうと、患者さん家族の如何なる言葉にも反論しない。そのご心中を察すれば、まして、生まれた時に、その母はいない子のことを思うからである。

裁判は闘いである。しかし、ご遺族と闘うのではない。検察との闘いでしかない。

そもそも、胎盤剥離しか論点として考えないような裁判手続に再発防止や真相究明を求めても詮無いことなのだ。

この母親の死を無駄にしない方法は、裁判ではない。調査、検証による徹底した究明、それにもとづいた再発防止の徹底しかない。

いつまで、「医師逮捕」に象徴される愚かしい制度を続けるんだ。怒りすら沸き起こってくる。

III 大野病院裁判の意味

県立大野病院事件 年表（全体の流れ）

1	平成16年 12月17日	帝王切開手術中に患者死亡(36週6日)
2	平成17年 3月22日	事故調査委員会報告書公表
	3月30日	謝罪の記者会見
3	4月 5日	看護師取調べ　翌6日、被疑者取調べ
4	平成18年 2月18日	逮捕　そのまま勾留
5	3月10日	起訴
6	3月14日	保釈
7	7月21日	第1回公判前整理手続 以後　同年12月14日まで6回行われる。
8	平成19年 1月26日	第1回公判(起訴状朗読、冒頭陳述)
9	平成20年 3月21日	論告・求刑(禁錮1年・罰金10万円)
10	5月16日	最終弁論(第14回公判)
11	8月20日	判決・無罪

捜査の流れ（時系列）

平成17年 3月30日	事故調査委員会報告書(3月22日作成) 記者会見
31日	新聞報道
4月4日	捜査復命書 「マスコミ報道で、3月31日に事件として認知した」
5日	O看護師参考人調書(県警本部から派遣：捜査第一課)
6日	執刀医師、被疑者調書：21条違反　手術環境の概略説明
9日	捜索差押、外来・入院カルテなどの押収(約4時間)
16日	大野病院手術室等での実況見分(約2時間)
20日	前回執刀医K医師取調べ　手術室看護師参考人取調べ
21日	第一助手M外科医、被疑者として取調べ
23日	麻酔科H医師、被疑者として取調べ
28日	病理医S医師第1回　参考人取調べ
5月2日	県事故調査委員会委員長M医師を参考人取調べ
11日	鑑定嘱託(病理)：富岡警察から
6月27日	病理鑑定書作成
7月8日	県事故調査委員会委員T医師を参考人取調べ
12日	病理医第2回取調べ
10月 6日	医学鑑定書
11月2日	医学鑑定のT医師の参考人取調べ
7日	県事故調査委員会委員F医師を参考人取調べ

大野病院事件とは何であったのか

事故調査報告書　検察側鑑定の間違いが冤罪を生む

多くの医療刑事事件は、医療事故調査委員会報告書の公表を契機として捜査が開始されている。大野病院事件はその代表事例だ。

平成17年3月30日、県の事故調査委員会は記者会見を開き、執刀医の過失を指摘した事故報告書を発表。

この時事故調査委員会の委員長と大野病院の院長は、そろって記者会見の席で謝罪した。31日の地元の新聞は、この会見の模様を「胎盤を無理にはがす」「妊婦死亡は医療ミス」と大きく伝えた。

起訴後開示された証拠「4月4日付け捜査復命書」では、31日付け新聞記事で初めてこの事実を知り、捜査を開始した、となっている。

4月5日、手術に立ち会った看護師の供述調書が、大野病院を訪れた県警本部捜査1課の警部補によって作成された。

4月6日、富岡警察署員が大野病院で看護助手の取調べをおこなう。同日県警本部の警部補は富岡警察署に加藤医師を呼び、被疑者調書を作成した。

事件の報道から1週間たたずして、県警本部直々の組織だった本格的な捜査が開始された。

4月8日付け捜索差押令状のもと同9日に大野病院は家宅捜索を受ける。強制捜査の開始である。

大野病院事件は、事故調査委員会の事故調査報告書に触発され、警察検察は誤った道に入り込でしまった。それに巻き込まれ逮捕された加藤医師は、人生を一変させる苦難に陥った。

さらに悲痛な思いをされたと推察されるのは、ご遺族である。事故後の経緯をたどってみると、いかなるお気持ちであられたかと、胸が痛む。

事故から数ヶ月後、県の事故調査の結果が公表された。

委員会委員長と大野病院院長が、そろって謝罪の記者会見に臨み、2人そろって頭を下げた。妻が母親が、そして娘が手術に当たった医師の医療ミスによって、生まれたばかりの我が子をその胸に抱くこともかなわずに亡くなったのだ、と教えられたのである。

遺族は、「きちんと治療されていれば死ぬことはなかった。ミスや怠慢があったからだ」と、悲しみと悔しさを法廷にぶつけた。その心中は察するにあまりある。

しかし裁判の結果は、

「医療行為が身体に対する侵襲行為を伴うものである以上、患者の生命や身体に対する危険性があることは自明であるし、そもそも医療行為の結果を正確に予測することは困難である。過失なき診療行為をもってしても避けられなかった結果と言わざるを得ない」

加藤医師に業務上過失を問えないという判決となった。

遺族の方々は、もっていき場のない苦しみ悲しみ、喪失感に襲われたのではないだろうか。県の事故調査委員会の説明や謝罪は何だったのだ。警察や検察の説明はつくりごとだったのか、長い年月に受けた精神的ダメージは尋常ではなかったであろう。

医療者にとっても、患者家族（遺族）にとってもこの刑事裁判は理不尽であった。

その理不尽さは、すべて県の事故調査委員会の事故調査報告書が源流となってもたらされた。再発防止、患者家族（遺族）への説明責任を果たすというのが、事故調査委員会設立の目的であるが、いずれの意味でも真逆の結果である。

大野病院事件における医療事故調査委員会が犯した罪は深く重い。

医療事故調査委員会の実相

誰にも理不尽な結果をもたらした事故調査委員会事故報告書は、大野病院事件に限らない。例えば、神奈川がんセンター事件、東京女子医大事件や割り箸事件、さらには、日航七〇六便事件、などがある。

現在語られている医療事故調査委員会制度は、調査と捜査の制度目的の違いを深く捉えることをしていない。このままでは、刑事司法へと容易に繋がっていく危険性を内包していく。また、今までの事故調査委員会が、本来の科学的真相究明を目指していないとの疑いを持たざるを得ないことを、ここでしっかりと見つめてほしい。

大野について言えば、「初めに答えありき」だったと言われる。すなわち、賠償金を医療事故賠償保険で支払うために事故報告書が必要だった。賠償責任保険とは、損害賠償義務を負う医療事故についてその賠償金を支払うための保険制度である。賠償が支払われるためには、法的な賠償義務の存在＝医療者の過失の存在が求められる。それがための事故調査委員会であったという。

現行制度のうえではほかに方法はないので、委員会が過誤のあるように論じざるを得ないという話は十分あり得るし、刑事事件化してさえいなければ、賠償もおこなわれ、丸く収まったとも言えよう。それが関係者の思いとは異なり、刑事事件になり、医師が逮捕・起訴されるまでに至った。

加藤医師の逮捕直後、私を訪ねてきた県病院局の担当者は「こんな結果になるとは……」と戸惑いを隠さなかった。

事故調査委員会の事故調査報告書や検察側鑑定を退けて無罪判決を下した刑事裁判事例は少なからずあるが、そうした事例の背景に、右のほか左のような、あってはならない事情から導き出された事故報告書が存在する。

組織防衛　病院などの組織防衛のために委員会の結論が誘導されるケース。大きな事故があった時、責任を押し付けやすい者の過失だと結論づけ、事件全体の責任を押し付けるというケースである。

権力闘争　学内や院内での人間関係が、調査委員会という舞台で、直接の当事者の思いとは関係なく、医学上の事実究明からかけ離れた方向へ誘導されたのでは、との疑いを抱かせるケースである。

当事者たちの目的と、その心理状況を見極めることもないまま、刑事捜査に移行した事案が多いのではないかと思われてならない。

東京女子医大事件では医師自らが調査報告

東京女子医大事件の被告人となった佐藤一樹医師は、裁判所を説得するにはまず自らの弁護人を説得するべしと、詳細な図を入れた長大な説明文書を作成したという。弁護人は、それを一読理解するやその文書を証拠として提出すべく努力されたという。

女子医大事件では日本胸部外科学会、日本心臓血管外科学会、日本人工臓器学会の三学会合同による再現実験検証などで、院内事故調査報告書が否定（その報告書は、検察の不同意により証拠採用に至らなかった）されたが、それ以上に、佐藤医師の専門家としての真摯な説明が裁判所を動かした。

神奈川がんセンター事件

神奈川がんセンター事件は、手術室内での事故である。麻酔科医が麻酔導入後、手術開始前インチャージ（注）のためにその手術室を離れ（約27分間）、麻酔科医が不在のまま、タイムアウト（注）が、おこなわれた。その間に酸素を供給していた蛇管が外れ、患者は脳に著しい障害を負った。

院内事故調査委員会報告書は、必ずしも麻酔科医の責任とするものとはしていなかったが、この事故に注目した警察が動き出した。その時、麻酔科医の対応を咎める専門家意見や、それを裏付ける学会のガイドラインがあって、警察、検察は麻酔科医が「患者を常時看視すべき義務」に違反したとして麻酔科医を起訴した。

日本麻酔科学会「安全な麻酔のためのモニター指針」には、麻酔中の患者の安全を維持確保するため、「現場に麻酔を担当する医師がいて、絶え間なく看視すること」との記載がある。

この記載は、「呼吸停止の状態になってから蘇生措置を行うまでの時間が5分以内であれば

神奈川がんセンター事件（横浜地方裁判所平成25年9月17日判決：確定）

2008年 4月16日	事故
4月21日	院内事故調査委員会設置
7月14日	院内事故調査報告書
12月25日	同報告書に関する外部評価委員会の評価意見
2011年 1月12日	X麻酔科医・執刀医、書類送検
2012年 3月30日	X麻酔科医略式起訴 執刀医不起訴（嫌疑不十分） 略式不相当 ⇒ 公判手続へ　弁護人交替
6月28日	第1回公判：この間、訴因変更
2013年 6月21日	弁護側証人尋問
7月 5日	X麻酔科医への被告人質問
7月19日	結審（求刑罰金50万円）
2013年 9月17日	判決 無罪　（確定）

事故の概要

午前8時55分	X（麻酔科医）がC室で麻酔導入開始 SpO2　89%自動記録 生体情報モニターアラーム音正常
午前9時	麻酔器モニター EtCO2　36mmHg PAW19/6 BISモニター装着
7分頃	XはC室からインチャージ（注） （その旨伝言）のためF室へ
12分	麻酔器モニター器の記録上　換気正常
15分頃	① 手術台を水平挙上後、台の角度調整 ② C室で　麻酔科医不在のままタイムアウト
16分	APNEA（無呼吸）CO2アラーム表示（この時点で蛇管外れと判断される）
17分	EtCO2　誰もアラームを聞いていない?
19分	SpO2 77%　誰もアラームを聞いていない?
33分	生体情報モニターアラーム SpO2　値の表示なしに看護師が気付き、XにPHSで連絡
34分	XがC室に駆け戻る　蛇管外れを確認・再接続
36分	心停止　心肺蘇生開始

患者の脳などの重要器官に重篤な影響が生じずにすむ可能性及び蘇生の可能性が高い」という医学的知見に基づくものである。

麻酔記録が5分おきに記載される体裁となっているのも、この医学的知見が麻酔業務にとって基本的なものであることを裏付けている。

弁護側の主張、ベッドを動かした第三者がいる

日本麻酔科学会の「指針」は、全国の麻酔科医が、病院に対しモニターの整備を求めるために策定されたあるべき「目標」であり「義務」ではない。

この病院では、平成18年から手術の全例において必ずタイムアウトをおこない、その時にPHSで全員が呼ばれていた。

医師は、タイムアウトで呼ばれるから、手術開始前には戻れるはずであった。

麻酔導入後、手術開始前の極めて安定した状態でC室を離れた。手術室内の外回り看護師に行き先（別室の麻酔科医の指導）を告げて出ている。

酸素を供給する蛇管が外れれば、アラームが鳴り、手術室の誰かが気付くはずであるし、モニターは医師や看護師も見るはず（信頼の原則）。

手術室に戻って医師は「なぜベッドが動いているのだろう」と思った。つまりベッドを動かした第三者がいる。その時の事故の可能性が高い。

蛇管が外れたのは、手術台を動かしたからだとすれば、誰が動かしたのか。何のために動かしたのか、が問われる。

モニターのアラームは鳴らなかったのか？　誰も聞こえなかったのか？　の疑問は当然わいてくるが、麻酔科医以外の手術チームの全員が聞いていないと主張した。

麻酔科医は、麻酔器モニターやＢＩＳモニターの装着設定をしたうえ、そのアラーム設定をし、作動状況も確認したうえで、退出している。そのアラームを誰も聞いていないということがあり得るのか。あるとするならば、その麻酔科医不在中に誰かが操作したのか、との疑問がわく。

これらの疑問は、事故報告書を読んでも判らないままである。

（注）インチャージ：現場責任者。このがんセンターでは複数の手術室において同時並行で手術が進行されていたが、全ての手術室に熟練の麻酔科医を配置することができない状態であったので、複数の手術全体の管理指導を被告人医師が任されていた。そのため、若い医師のサポートに入るために本件手術室を一時退出していた。

タイムアウト：手術に関わる医師、看護師のメンバー全員が一斉に手を止めて、患者および手術部位を確認しあうこと。

無罪の判決と裁判官の危惧

「麻酔科医はインチャージの担当として後期研修医の指導・補助をしていたという事情があったとはいえ、いささか長すぎたのではないかとの問題がなくはないが、麻酔科医X医師の置かれた具体的状況、さらには当時のわが国の医療水準などをふまえてみた時、刑事罰を科さなければならないほどに許容されない問題性があったとは、到底言いがたい。

したがって、本件事故について、麻酔科医X医師には、検察官が主張するような、常時在室して患者Aの全身状態を絶え間なく看視すべき業務上の注意義務を認めることはできない」

として、無罪の判決となった。また、

「……アラームの通常の音量であれば、手術室内にいる者がこれを聞き落とすことは考えられないこと……誰もアラームの音を聞かなかったという事実が本当にあったのか、疑問の余地が少なからずあり、仮にそのような事実があったとしても、それは、誰かが人為的にアラームの音量を絞るなどしたからではないかと考えるのが合理的である。

……アラームが発報したにもかかわらず、その異変にC手術室にいた誰もが約18分間も気がつかなかった……それを無視した……聞こえないように音量を調節した……とすれば、明らかに異常なことであり、問題は大きい」

と、捜査の不十分さを強く指摘している（判例時報2298号）。

組織的な証拠の隠蔽は判決をゆがめる

右に見るとおり判決文は、裁判官が組織的な証拠の隠蔽がおこなわれた、と危惧した、とも受け取られかねない文言である。

組織的な証拠の隠蔽がおこなわれると、判決はゆがむ。

その代表的事例の一つが、海上自衛隊護衛艦「たちかぜ」いじめ自殺事件（新聞報道等H26・4・23）である。

護衛艦「たちかぜ」所属の自衛官が自殺した事件の第一審判決（民事）後に、内部での証拠隠しを告発する文書が提出された。

二審の東京高裁は、平成26年4月23日、国の証拠隠しを認め、且つ自殺に関する国の責任を認め、一審の４４０万円の賠償額を見直し、７３３０万円の支払を命じた。

裁判所がその役割を果たすには、適切且つ充分な証拠が必要であるが、隠蔽を見抜くことは容易ではなく、間違った判決を生む。司法には限界がある、ということである。

神奈川がんセンター事件での異例の説諭

無罪判決を言い渡した後、毛利晴光裁判長は、「この際、検察官に申し上げたいことがある」と語りだした。

「本件では捜査が不十分であるにもかかわらず、検察官は証拠を精査、吟味することなく起訴したのではないかという疑問が残る。いやしくも、被告人に刑事責任を問う以上は、検察官には慎重な事実認定、法律判断が求められるが、残念ながら本件にあってはその基本が欠けていたと言わざるを得ない。これは単に見解の相違というレベルの問題ではない。今後、検察庁として、このような事件処理がなされることがないように望む」

多くの医療刑事事件において、「捜査が不十分であるにもかかわらず」起訴された事案が少なくない。捜査が尽くされておれば、起訴や逮捕はなく、仮に、不十分な捜査ではあってもそのことが的確に公判で検証されれば無罪とされた事案が、実は相当数あったのではないかと思われてならない。

神奈川がんセンター事件においても、判決が示した様々の疑問点の指摘は、組織的証拠隠蔽の疑いを示唆するものであるが、それ以上に、事故調査委員会報告書が、これを究明することが出来なかったことこそ、現状における医療事故調査の限界を示している。

事故調査報告書が、時には、真の事故原因の隠蔽の道具・舞台となりかねないということを意識していてもらいたい。

略式起訴から正式公判へ

神奈川がんセンター事件の特異性は、略式起訴（略式命令請求）された後、簡易裁判所の判断で正式の公判手続に移行したことである。

医療過誤事例での刑事裁判の多くは、この略式起訴、略式裁判で終結している。略式起訴は、100万円以下の罰金又は科料を請求する場合に行うことが出来る。逮捕された場合はもちろん、逮捕されていない場合でも、被疑者が、略式手続に異議がないことを文書で確認しなければならない。

略式命令は、求刑通りの命令が出されるものだから、略式手続に異議がないとは、有罪を認めているということにほかならない。

すなわち、この麻酔科医が略式手続に付されたということは、彼は、その時点で有罪を受け入れていたのだ。

しかし略式起訴は簡易裁判所の裁判官が受け入れず、「通常の裁判にかけるべし」となった。麻酔科医はそれまでの取調べの間や、略式起訴の同意書へ署名する時に、弁護人（弁護士）に相談していた。この時、その弁護人が略式命令が出された後に、改めて争うという意志も覚悟もなく、麻酔科医にもそれを求めることもなく、略式手続に応じさせたとすれば、安易に過ぎたと言えよう。

簡易裁判所が、正式裁判が適切と判断したことを受けて、弁護人が交代した。そして正式裁判では麻酔科医は無罪となり、検察は控訴を断念した。

略式手続で有罪が確定した数多くの医療刑事事件の中に、弁護人が今少し積極的に活動していたならば、無罪となった事件がそれなりにあったのではないかとの疑念が出てくる。

医療事故調査のあり方が問われている

要するに、医療事故調査手続も実質的に刑事手続の第一段階となっているという厳しい認識を医療者には持ってほしい。

その認識に立てば、医療事故の当事者への事情聴取も、刑事事件を前提としての人権保護が図られなければならない。

事故調査手続においても、黙秘権の保証や、弁護士による弁護人の同席、それを事前に確認することが必要だ。

また、調査委員の人選においては、「中立性」「公正性」「公平性」「専門性」をよくよく吟味することである。

同時に組織上の一定の地位にある方々は、調査委員会の被聴取者にもなり得る立場であることをしっかりと意識すべきであろう。当然のことながら、院長や診療科の責任者は調査委員会の委員になるべきではない。

医療事故は、個人の問題に基づくこともあるが、複数のチームプレーや、情報共有がうまくいっていないで起こることもある。組織上の問題が事故の原因となることは十分考えられるからだ。

組織的なあり方の見直し、改善が必要なことは、事故調査を通して初めて見えてくることもあるだろう。

同時に、組織のあり方としても、時に起こるマスコミ対応の側面からも、院長や診療科の責任者は、調査委員会に加わるべきではない。

事故調査制度の危うさは医療事故に限らない

航空機事故調査委員会は、医療版事故調査委員会制度のお手本とされたと聞く。

しかし、航空機事故調査委員会の事故調査報告書を裁判所が否定し、起訴された機長を無罪とした事件がある。日航七〇六便事件である。

機体の乱高下は機長の操縦によるとし、過失と認めた報告書があり、検察は、この事故報告書を根拠に、機長を起訴した。

国際的には、航空機事故調査報告書を事故又はインシデント調査以外の目的に利用してはならないとされているが、弁護側の反対にもかかわらず、裁判所は証拠採用した。

一審の名古屋地裁は機長の過失を否定し無罪とした。

控訴審の名古屋高裁は、さらに踏み込み、機体の乱高下が機長の操縦によるものではなかったと、事故報告書が指摘した事故原因をも否定した。

全面無罪となった。検察のみならず、事故調査委員会の姿勢や運営方法などあり方そのものが問われたと言うべきであろう。

すなわち、判決は、

「被告人の説明は傾聴に値すると言わなければならない」

と述べ、事故調査の段階で、調査委員会が機長から事故状況の説明を十分に聞かず、間違った結論に導いたことを批判した。

事故報告書を作成した事故調査委員会の委員は、機長の資格もなく、機体のシステムや操縦などの知識も経験も十分ではない人たちであったことも判明した。この日航七〇六便事件の被告人機長の弁護人であった藤井成俊弁護士は、事故調での調査の過程で機長の説明を真摯に聞き、飛行記録と照合するなどしておれば、早期に真の事故原因を発見することができ、機長が県警・地検の捜査の対象にはならなかっただろうと語っている。

藤井弁護士が言う「調査の過程で機長の説明を真摯に聞き、飛行記録と照合するなどしておれば」の言葉は、「機長」を「執刀医」に、「飛行記録」を「カルテ」「麻酔チャート」に置き換えると、そのまま、大野病院事件にも当てはまる。

「究明」か「糾明」か

事故調査とは、本来、科学的真相の「究明」である。様々な視点で多角的に幅広く調査し、事故原因を科学的に徹底的に極める制度であり、それが目的である。

医療事故はいくら誠実に調査しても、結果は、三択の答え、要するに、「何が原因で起こったのか判らない」との結論が出る可能性がいくらでもある。

医学研究の深化、進歩により昨日までの常識が覆るのが、医療の現場である。調査の過程で多角的に医療行為の推論がなされ、システムの反省が論じられ、同時にさまざまな科学的な知見が得られる。

それらを積み上げていかなければ、事故の再発を防止することはできないから、事故調査を丁寧に行えば、医学の進歩を支える基盤となりうるのである。

他方、司法制度は、民事であれ、刑事であれ、基本的には個人の責任の追及としての「糾明」である。求める答えには二択しかない。すなわち、刑事なら、有罪か無罪かの二択。民事なら原告請求が正しいか、正しくないか。要するに、判らないという答えはあり得ない。

同時に、判決（結論）を下すに足りる証拠が得られれば、それ以上の証拠は必要も意味もなく、それ以上の検討もおこなわない。

判決文には、「その余を判断するまでもなく」との記述がなされることも多い。要するに裁判の過程で、事故再発防止にどれほど、貴重な情報やデータがあっても、司法の眼からは余計な事実、事情でしかない、ということである。

つまり捜査で得られた証拠が、すぐれた医学上の知見であったとしても、捜査を進めるうえで意味があるとは限らない。その意味がなければ、「これが事故の原因かもしれない」という重大な事実が判明して医学的には更なる検証、検討が求められるとしても、裁判の場でそれがおこなわれる余地はない。まして、事故から新たに発見される科学的知見は、無視される。

だからすぐれた医学上の知見が得られても、それが司法手続にのった証拠である限りは、世に明らかにされるのはむずかしい。社会に還元されることなどあり得ない。

司法解剖の大矛盾

その典型的な例の一つが、司法解剖である。

例えば、医療事故による死体を司法解剖に付した場合、司法解剖の結果を記録した文書は、刑事訴訟法第１６８条に定める刑事事件の証拠収集の1つだから、司法解剖の結果は「公判の開廷前には、これを公開してはならない」（刑訴47条）ので、遺族も誰も、自由に見ることも知ることもできない。

不起訴の場合は、そのままお蔵入りしかねない。

医療事故があった医療機関や医療従事者が、その内容を知ることはほぼ不可能なのである。

どれほど医学的に貴重なデータがそこにあっても、それを知る機会は失われる。例えば、乳幼児のＳＩＤＳ（乳幼児突然死症候群）は、その原因はいまだ科学的に解明されていない。原因のわからない死であるが故に、多くの医療機関は警察に通知する。

例えば、東京都の場合、東京都監察医務院での検案・解剖となるが、解剖結果が当該医療機関に知らされることはまずないのだ。

聞いても教えてもらえないと言う。その結果、ＳＩＤＳだったかどうかもわからないままに終わるのが、現実である。貴重な医療情報が生かされていないのでは、なんのための解剖なのだろうか。

99・86パーセント

これは、刑事裁判第一審における有罪率。言い換えると、刑事裁判第一審における無罪率は、

0・14%。『刑事裁判の光と陰』（大野正男・渡部保夫編著、有斐閣）の中で、大野正男氏が、昭和47年から同61年までの15年間の司法統計に基づき指摘した（同書41頁以下）。

その後かなりの時が経過したが、今日においても、この数字に大きな変化はなく、99・9%を超えているとも聞く。

日本の有罪率の高さは、先進諸国の中でも際だっている。

要するに、日本においては、起訴されたら有罪はほぼ確定ということで、さらに、報道機関にあっては逮捕すなわち有罪と言わんばかりの報道姿勢となる。

この異様と言うべき有罪率の高さこそが、日本の刑事司法の問題点（陰）を現している。

私が体験した最高裁判所での逆転無罪判決（90頁）の場合も特殊だった。

法律判断の前提となる事実認定の裁判は、地方裁判所、高等裁判所どまりで、最高裁判所で事実認定を争うことはほぼ不可能。したがって高裁で逆転有罪となるとこれを最高裁で覆し無罪にすることは絶望的となる。

こういう現実があるので有罪率の割合はもっと高く、無罪率はもっと低いと思われる。

もちろん、一審有罪が高裁で逆転無罪となることも、ないわけではない。

幸いなことに、私が上告した事件は、平成元年十月二十六日に、破棄自判無罪となった。最高裁判所は、職権で事実認定に踏み込み、東京高裁判決には事実誤認があるとし、これを破棄。一審の無罪判決を支持したのだ。

最高裁判所は、一審判決よりもより強い調子で無罪の理由を判示した。

「被告人の自白と被害者及び目撃者の供述とを対比してみると、容易に無視できない食い違いがある。しかも、そのことは捜査段階でも、捜査官が容易に知ることができ、かつ、捜査を尽くすことができたと思われるのに、本件においては、捜査官が、当時これらの食い違いに気がつき、関心を持って……取り調べたり、……捜査をしたような形跡もなく、問題点が解明されないまま起訴に至っている」

捜査不十分ということだ。この事件は被告人を犯人とは断定することはできないまま起訴されたとの指摘である。

それでも東京高裁は、有罪実刑の判決を下した。

疑わしきは罰せず

刑事裁判の実務現場では弁護人が無実の証明をしない限り無罪判決は得られない、との思いを抱く弁護士は少なくない。

罪を犯した者はもれなく処罰する。その為に、結果として、何かの間違いで無辜の者が罪に問われることがあってても仕方がないと考えるか、無辜の人が罪に問われることがあってはならない。その為に、結果として、罪を犯した者を取り逃がすことになっても仕方がないと考えるか、の選択である。法の建前では疑わしきは罰せずが基本となっている。

これは捜査の間違いによって生じる負担を、疑いをかけられたその個人に負わせると考えるのか。あるいは、社会全体で負う（社会的コスト）と考えるのか、ということが問われていることにもなる。

個人に負わせてはならない。言うまでもない、と思う。

その為に、取調べにおける弁護人の同席はもちろん、被疑者に対する刑事手続上の様々な人権規定を遵守することが必須だ。その結果、有罪率が下がるとしても、それが健全な姿ではないだろうか。

Shut up!

２０１３年5月22日ジュネーブでの国連人権機関である拷問禁止委員会の審査会の席上において、日本の大使が「Shut up!」と発言、その動画が世界を駆け巡り、日本でも大きく報道された。(https://www.youtube.com/watch?v=hkoQjIBA_3U)

過日、司法記者クラブの若い記者の方々十数人に、この大使の発言のことを聞いたことがある。全員が「Shut up!」発言は知っていたが、その事情を知る人はいなかった。日本を代表する報道機関に属する司法記者が知らないということは、ほとんど、この発言の実情が報道されていない、ということである。

この日の拷問禁止委員会の審査会では、日本の刑事司法が議論の対象となっていた。その席上、モーリシャスの委員はおおよそ次のように述べたという。

「弁護人に取り調べの立会がない制度だと真実でないことを真実にする。弁護人の立会が取り調べに干渉するというのは説得力がない。誤った自白になり、自白に頼りすぎではないか。これは、中世のものだ。日本の刑事手続を国際水準に合わせる必要がある」

（日弁連新聞　平成二五年七月一日より）

この発言に対し日本の大使は、

「日本は中世ではない。私たちは、この分野で世界でも最も進んだ国の一つだ」と反論すると、会場から失笑がもれた。それに苛立ったのか、大使は、「Don't Laugh」、「Why you are laughing?　Shut up　Shut up」

と言った、という。

モーリシャスの委員が言ったのは、ミランダルールのことである。

ミランダルール（Miranda Rule）

１９６６年6月13日合衆国最高裁判所判決; Miranda v. Arizona, 384 U.S.436（1966）により明確化された身柄拘束中の被疑者の取調べにおける被疑者の黙秘権、弁護人選任権行使の内容に関する基本ルールを宣明した「刑事司法の革命」と言われるルールである。

ウォーレンコート（アール・ウォーレンが率いた時代のアメリカ連邦最高裁）を代表する判決と言われる。5対4の僅差で歴史的な判決が出された。

その要諦は、おおよそ以下の通りである。

身柄拘束中の被疑者が、

「黙秘したい旨示した場合には取調べは中止されなければならない」

「弁護人を必要とすると述べた場合には、弁護人が立ち会うまで取調べは中止されなければならない」

「弁護人の必要性は、取調べ前に弁護人と相談する権利だけでなく……いかなる取調べにも（have counsel present during any questioning）、弁護人を立ち会わせる権利をも含む」

「一国の文明の質は主としてその国が刑法の執行に当たり用いている方法によって量られる」

と指摘した。

「弁護人は警察に供述しないよう忠告するかもしれないが……（そのことで）弁護人は我が憲

法下での刑事司法の運営に重要な役割を果たしているのである」

（訳文　小早川義則著『ミランダと被疑者取調べ』成文堂より）

逮捕されないためにはどうすればいいのですか

大野事件が終わって、私は、入院を余儀なくされた。私の担当医であった若い医師がある時、「逮捕されないためにはどうすればいいですか」と聞いてきた。その真剣な目つきに、返す言葉を失った。

要するに業務上過失致死傷罪によって逮捕されないためには、どのような注意をし、対応をしたならばよいのかと言う質問だった。同じ業務上過失致死傷罪に問われる業務の一つで言えば、自動車などの運転業務であるならば、逮捕されない方法は、弁護士に聞くまでもなくほぼ誰にでも明らかではないだろうか。逮捕される者は、多くの人から見て、仕方がないと思わせる行動がある。

飲酒運転、酒気帯び運転、スピードの出し過ぎなど、誰にでも判る、そして誰でもその実行は可能だと考えるであろう。すなわち、交通ルールを守り、安全運転を心がけるということに尽きる。

しかし、これが、医療現場における医療者の場合には、そのようなわかりやすい方法はない。何故ならば、大野病院判決が述べた通り
「医療行為が身体に対する侵襲行為を伴うものである以上、患者の生命や身体に対する危険性があることは自明であるし、そもそも医療行為の結果を正確に予測することは困難である。過失なき診療行為をもってしても避けられなかった結果（死）と言わざるを得ない」

のである。にもかかわらず、大野病院事件では逮捕された。

要するに逮捕される理由が見当たらない。

言い換えれば、逮捕されない方法が見当たらない。

単に、結果の責任を問われただけである。しかもその結果は、過失なき診療行為をもってもたらされた。

医療行為における不確実性と非線形性

医療者にとっても、人体は未知の世界である。いついかなる時点にあっても、医師が診てい

る患者の身体状況は、推測の域を出ない。その推測の域内で行う治療や処置などの医療行為の効果を確実に予測することもできない。

効果が表れるか、表れたとしてもその効果の程度がいつも同じであるとは限らない。それまでその患者に一定の効果があった医療行為を、次の日におこなっても、効果がそれまでと同じとは限らない。医療において想定外の結果が生じることは何ら不思議ではないし、珍しいことではない。

その意味で、医療行為とその結果の因果関係は非線形的であり、原因と結果が、1対1で対応する線型的な世界ではない。

従って、レトロスペクティブに結果をもたらした原因行為を特定することはできるが、プロスペクティブに今の行為が如何なる結果に結びつくかを正確に予測することはできない。

要するに、想定内、想定外を含め種々の転機を経て、死に至る可能性はいくらでもある。それが、大野病院判決が言う「そもそも医療行為の結果を正確に予測することは困難である」ということだ。

結果予測ができなければ、回避措置はとれるはずはない。

しかも、この「不確実性と非線形性」を全く理解していない警察や検察による逮捕や起訴がおこなわれる現実がある。

医師たちが、特にメスを持つ医師たちが臨床現場から立ち去ろうとしているのも、ある意味で当然というほかはない。彼らが、不可能を強いられていると感じているということだ。法は、人に不可能を強いてはならないのだ。

しかし、大野病院事件では、全国の医師達は不可能を強いられたと受け止め、声を上げた。そのことを、忘れてはならない。

「究明」に基づく説明責任を果たす

正義のため、それが社会のためになると考えてきたからこそ、司法は医療事故に向き合ってきた。だが、医療事故を法で裁くというやり方は医療者の冤罪を生み、医師と患者双方に救い難い傷を残すということが明らかになっている。

刑事司法とのつながりがある場合は、事故調査委員会での調査も、結局「糾明」にすぎない。これでは、被害者への徹底した「究明」に基づく説明責任を果たすことなどできるはずもない。

現状では、医療事故の被害者に対して、医療側が、徹底した説明責任を果たすことは不可能だ。これではいつまでたっても、医療者と患者の相互理解は醸成することはできない。

このままでは、司法が医療システムを崩壊させる恐れさえある。既に大野から崩壊現象がはっきりとした形で始まっているとも言われている。

医療者と患者が相互に信頼し、医療者に徹底した説明責任を果たさせるには、刑事司法との繋がりを絶った、純粋な科学的究明につながる調査制度への途を切り開くべきだと思う。

専門家として傾聴する

大野病院事件に限らず、専門家領域の事件における被告人は、その途の専門家である。誰よりも、その事件の実情を知るその専門家である。その専門家の説明（事情聴取）に対し、真実を知ろうとする者は予断を捨てて、真摯に聞く耳を持つことが大切であり、傾聴する姿勢でリスペクトを持った聴取をしなくてはならない。

確かに、診療報酬を騙し取るなど不良者と言うほかのない医師や医療者がいることは事実であり、極めて由々しいことだと思う。しかし、事故を起こした医師らを犯罪者扱いすることは根本的に間違っている。

捜査、特に鑑定書や意見書、専門家への聴取に対する司法側の向き合い方が根本的に変わらない限り、冤罪がなくなるはずもないし、まともな事故調査制度が確立されるはずもない。

「純粋な科学的究明につながる調査制度」が実現すれば、それは同時に、医療鑑定を基礎とした、裁判実務（刑事、民事を含む）の充実につながる。

そうした事情は医療事故にとどまらない。これらの視点を持つことは、刑事裁判による冤罪を少しでも減らすことにもつながるだろう。

そのためには、国際社会から「日本が中世の刑事手続だ」と指弾されている現実と向き合うことから始めねばならない。


それが人権尊重の基本であり、その結果、医療の質を向上させ、医療に集約される科学技術や知見の獲得にもつながる。それによってもたらされる経済効果も高い。

より良き未来への第一歩を踏み出す一つの明白な途がそこにあると思うのだ。

鼎談　10年を経て、大野病院裁判を振り返る

中山雅弘（病理医）×加藤克彦（産婦人科医）×安福謙二（弁護士）

これは逮捕されちゃうな

安福　本日はありがとうございます。今日は、十年来の懸案事項の実現です。中山先生に初めてお会いし、病理鑑定のお願いをした際、深く印象に残ったことが二つあります。一つは、「病理鑑定だから誰がやっても同じとちゃいます？」と言われたこと。もう一つは、「執刀医の話をちゃんと聞きたい」と強くおっしゃっていたことです。このご希望は、実現できないまま今日に至っています。

本日は、大野病院事件での病理鑑定が、何故検察側と弁護側とで大きく違っていたのか、その違いがどこから来たのかを浮き彫りにしたいと思います。

加藤先生にまずお話をうかがいたいのですが、福島県の事故調査委員会の事故報告書（平成17年3月22日）は、先生もご覧になったはずですが、ご覧になったのは県が記者会見で発表する前だったのですか？

加藤　前ですね。外来が終わった時に事務長さんが持ってきて見せていただいたのです。

安福　それを読んだ時の最初の印象は。

加藤　通常であれば、これは逮捕されちゃうな、という内容。

安福　先生は、その場で、これだったら自分は逮捕されるという思いはどなたにお話しになったのですか。

加藤　その時に持ってきてくれた事務長さんに、その場で読んで、直接、その場で話をしました。その時に言われたのは、ご遺族の補償のためにと言われました。

安福　事故調査委員会は、えてして本来の事故調査が目的ではなく、その事故の解決を図るためには、ここは堪えてくださいみたいな報告書が出来上がる。この件は、まさに過失があったと書かなくては保険が出ない典型例だったと思います。

あの時に弁護士に相談すればよかった

安福　3月30日の記者会見が31日に大きく新聞報道されて、4月5日に看護師が大野病院で取調べを受けています。先生、これ、ご存知でした。

加藤　知らないです。

安福　先生が取調べを受けているのが翌日の6日ですが、6日には加藤先生が警察署に呼び出されていたのではなかったですか。

加藤　そうです。

安福　呼び出されている裏側で別の看護師が大野病院で取調べを受けています。この時点で教授と何か相談されたとか、このままでは逮捕されてしまうということをお話しになっていないですか。

加藤　警察に呼ばれて色々なことを聞かれたことは、教授に、その都度、電話で報告していました。

安福　これは私からのお願いなのですが、その時点で弁護士を付けてほしかった、ほんとに。

加藤　後に教授が、あの時に弁護士に相談すればよかったと話されました。

安福　まさにそこです。この事件の大きな分岐点はここだったと思います。もし、この本を買ってくださるドクターの方、この本で一番言いたいのは、ここです。ここだよ、ここがポイントだよと、ほんとに僕は言いたい。

この後のガサ入れが、９日。病院内の家宅捜索を4時間にわたってやっています。ご存じでしたか。事務長さんが立ち会っています。カルテを持っていってしまった。

加藤　その場面は見ていないですね。後から知ったんです。何かの手術記録を見ようとしたらコピーしかなくて、どうしたのという話になった時に持っていかれたという話を聞きました。

安福　麻酔の医師は23日、その前日は助手を務めた外科医も調べを受け、３人の被疑者がここで確定しています。

4月5日からの四日間で基本のフレームワークが定まっている。おそらく、検察もこの段階で直接指揮していたと思います。

これ、医療界、大変なことになりますよ

安福　それで翌年の2月18日に先生は逮捕されてしまった。逮捕された瞬間、逮捕された直後の先生はどんな思いでしたか。

加藤　前日か、その前くらいに病院の事務から連絡が来て、おうちのほうに家宅捜索が入ると言われました。その時、家内と一緒に住んでいたので、もしかしたら捕まるなあくらいの話をしていて、家内は妊婦で、大野病院でお産をすることにしていたのですが、ここで捕まったらどうするかという話をしていました。里帰り先の白河に行くかという話を前日にしていました。

安福　その時点で、出産予定は、その1週間後くらいでしたっけ。

加藤　生まれたのが25日です。

安福　直前に警察が入ってきたということですね。

逮捕されて留置されたのは初めてですよね。

加藤　初めてです。

安福　どんな印象でした。

加藤　その時は、「来たか」というか、「逮捕なんだ」と。

やっぱり家内のことを考えましたね。でも、山田先生（准教授）に話をしていたので、家内もなかなか帰ってこないことで多分分かっていただろうし、昨日話をしていた通りやってくれ

るだろうと思いながらも、あとはもう真っ白けでしたね。このまま塀の中の生活なのかと一瞬思ったり。塀の中といっても別に有罪と言われたわけでもないから違うよなと思いながら、ボーっとしていたというのがありましたね。

安福　頭が真っ白になったということですが、でも、ありのままに自分のやったことをちゃんと言えば分かってくれるのではないかという望みみたいなものは、その時、警察側に対して持っていましたか。

加藤　逮捕状を渡された時に逮捕状を出した方に「これ、医療界、大変なことになりますよ」という話はしました。

安福　ああ、すごい。

加藤　これで捕まっちゃうんですか、という話はしましたね。

安福　その言葉、大きい。

その段階でそれを言ったというのはすごい。逮捕された瞬間に医療界は大変なことになる、これで何故逮捕されるんだと言ったのはすごい。先生、すごい。

加藤　言いましたね。

安福　それは見事ですね。

安福　土曜日はそのまま調べもなく房の中で休まれたのですか。

加藤　全然覚えていない。

でも、家内とは、こうなったらこうするしかないという話しかしていなかったので。実際は、大きいお腹をかかえて大熊町から白河まで一人で運転をしていったという話を後で聞きましたけれど。

安福　あそこから白河って山越えで大変ですよ。まして、冬の二月ですよ。

加藤　まだ出てきちゃだめだよ、と念じながら運転していったと後で聞きました。

お金目的で来る弁護士いるから気を付けるように

安福　弁護士が来た時には、どう思われましたですか。

加藤　誰か知っている弁護士がいたら連絡するよと言われましたが、もちろん、知っている人はいなかったので。警察の人からお金目的で来る弁護士もいるから怪しい人には気を付けるようにと言われていて、そこに、知らない渡辺先生とか大谷先生がいらして、うーんと思っていました。でも、誰々から誰々につながって、こうなって、今はこういう状況になっているとお聞きして、これは警察が言った変な人達ではないなと思いましたね（笑）。

安福　私が、最初に加藤先生にお会いした時のことは、覚えておられますか。

加藤　あの時は弁護団の先生たちが毎日のように来ていただいて、こういう弁護団をつくっていて、そこで安福先生の話も出ていまして、実際にその時にお会いして、「ああ、なるほど」と。なるほど、というのは熱い先生だという話を聞いていましたので。
あとは大丈夫だから、とシンプルに言われたような記憶があります。

アーチファクトを知らない

安福　この事件の肝は、結局、（病理鑑定の）S先生の検面調書の次の言葉です。「胎盤は帝王切開手術時に一緒に切り……」という供述です。

しかし、どこも切れていない胎盤写真を見ていた。これがあったからこそ、私たちはS病理鑑定を潰すことができるという強い期待、願望、思いがありました。しかし、中山先生にお会いしたら、病理鑑定だから誰がやっても同じという言葉でコケたんですが、先生は覚えていらっしゃいます。

中山　あまり覚えてないです。

安福　病理鑑定する方によって、あるいは鑑定する方によって意見がそれほど大きく変わるということがあり得ないというのは常識でしょうね。

中山　そういう意味です。

安福　しかし、今回は結果が極端に違うものが出てしまった。典型的な例が（子宮の）前壁に

子宮（胎盤）図

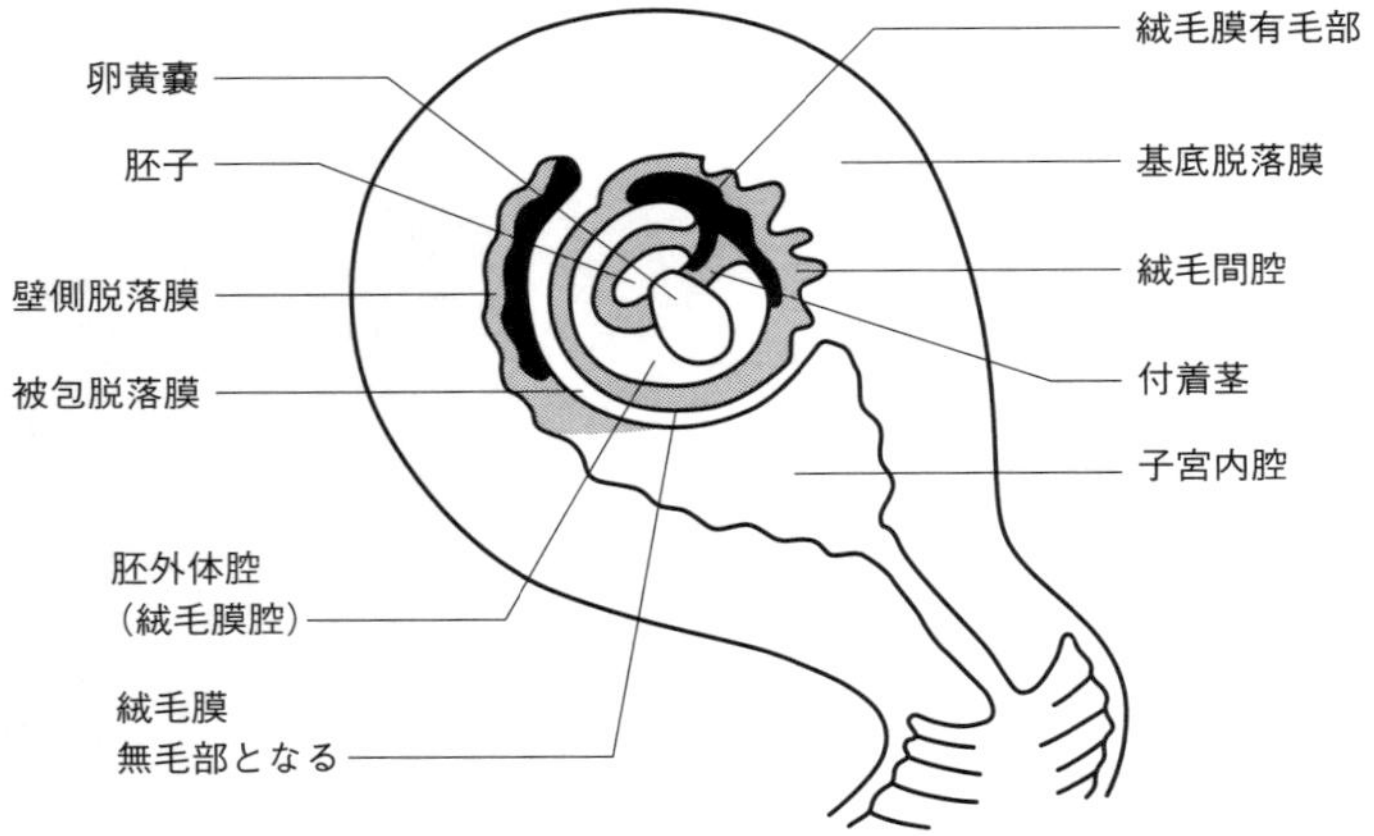

関する判断です。Ｓ鑑定だとインクレータが二つある。それも帝王切開部の上下にあって、アクレータも上下にある。だから、帝王切開創を跨ぐように胎盤がのっていたというのがＳ先生の判断です。

しかし、中山先生は、前壁に癒着胎盤の痕跡が全くない。ただ、胎盤絨毛が全くないとおっしゃっているわけではない。

中山　まず、癒着胎盤はけっこう色々なかたちで病理に出されます。通常は最初から子宮摘出になって、そのまま胎盤だけが入ったまま出される場合もあります。ほかに、本当に軽いかたちでスーッと出て、術後にどんどん出血してという場合もあります。今回は胎盤娩出まで時間があって、その後に摘出された子宮であるということです。癒着胎盤を病理が見ているとしても、子宮の中にかなり絨毛組織や胎盤がバラバラと残っている可能性があるような子宮であったということです。そういうのは、癒着胎盤を病理医が見る場合でもかなり見にくいというか、むずかしい場合ではあったと思います。その時に、前壁でS先生が標本を作っていたのとまったく同じものを見せていただいて、言われたところには確かに絨毛があります。絨毛がありますが、癒着胎盤というのは、そこに脱落膜の欠損というか、元々、胎盤が出来る時の脱落膜というものが欠損して、そこに胎盤が癒着してしまうというものが診断の根拠です。しかし、本件は、それには該当はしない。確かにバラバラと変質したような絨毛が組織の上では見られます。ところが、胎盤の絨毛は元々バラけやすいもので、どうしてもあり得ないところに組織が標本作成上で飛んで行ってしまう。

安福　作成上というのはプレパラートにつくる標本の意味ですね。

中山　二つあります。切り出しという作業では、カセットに子宮壁を一つずつ入れてパラフィンで固めて標本を作ります。まな板の上で、どんどん切っていく最初の段階で入ってしまうことが一つ。もう一つは、そのカセットを器械で脱水とか……という作業中に細かい目をすり抜けてカセットからカセットに器械の中で行ってしまうものです。肝臓とか胃などは起こりにくいのですが、胎盤はけっこう起こったりします。

特に子宮底部のほうだったと思うのですが、何でこれを癒着胎盤にしているのかなと思ったのです。死んだ絨毛というか退化絨毛といいますか、元々受精卵が着床する時に全体が絨毛組織で覆われているのですが、それがどんどん成長し大きくなる時に、途中からしっかりした胎盤として残るところ（絨毛膜有毛部）と、消えてしまう卵膜のところ（絨毛膜無毛部）に昔の変性した、退化した絨毛がくっついたりします。だから、その辺をみんな一緒に絨毛ありとされたのかなと思いました。したがって広い意味では、三つのアーチファクトがあると考えられます。

法廷でも主張を変えなかった病理医

安福　S先生はアーチファクトを知らなかった、見破れなかったという意味なのか、それもあるかもしれませんが、もう一つは、卵膜のところに残る退化絨毛のお話を伺うと、いわゆる胎盤形成、あるいは、子宮内において胎盤が成長する月日の過程のなかで、元々ついていたもの、昔の絨毛がそこに残るという意味で退化絨毛と理解すればいいのでしょうか。

中山　結局、受精卵が着床する時には、胎盤は胎児の全周囲を取り囲んでいます。成長すると共に将来の胎盤だけが残っていってしまうわけで、その辺が移動するというよりは、そこに障害物があったりすると、たぶん発育過程で胎盤が移動したりするのではないかと思うのです。基本的には、ある場所の中でそれが何故、どこについて、どこに残るかまでは今でも分からないです。絨毛をもつ胎盤組織であったものが、そのうちの3分の1くらいのものが後でいう胎盤になって、後は卵膜となり、その中に、以前にあった変性し残存した絨毛がバラバラと顕微鏡でのみ残って見えるのが普通です。

中山　加藤先生にお聞きしたいのですが、大野病院の病理標本を最初からS先生が見られたのですか。どういうプロセスになるのですか。

加藤　大野病院の病理検体を大学病院に送って見てもらって、ちょうど手術の2週間後、年明けに1回目の結果は返ってきています。

中山　2005年(平成17年)の1月、1回目の結果ですね。最初の診断結果は後壁にアクレータとしか書いてない。それはたぶん子宮を肉眼で見て、その時にあんなたくさんの病理標本を作られたのではないですね。

安福　病理鑑定の正式な依頼は5月11日。1ヶ月ちょっと経ってから鑑定書が上がってきた。加藤先生は逮捕されるまでに警察の取調べはこの時だけではないですか、逮捕される前は。

加藤　2、3回くらいあった記憶が。

安福　その段階で、どの辺に胎盤が付いていたという事情を説明していたのですかね。

加藤　説明していたと思います。

安福　そうですね。でも、それが病理に。

中山　伝わってない。

安福　伝わってないのか、あるいは、そこまで先生の話を十分に伝える余裕がなかったのか。それからもう一つ言うと、よくあるパターンですが、特捜部は取調べをしている担当者には情報が全く与えられていないことがよくあります。自分は何の目的で取調べているか分からないで調べているというのが、実は、検察官や警察官の実態です。分かっているのは主任という人たちです。みんなから集まってきた情報を上で見ているだけで、実際に取調べている担当者は自分が何を聞いているかも分からない場合があります。

加藤先生がどれだけ説明してもS先生に情報が伝わらなかったと思います。

中山　結局、1月の診断では後壁にあって、その時に前壁無しと判断されたのは、やっぱりマクロは一応ご覧になられて、むしろ、そっちのほうが判断としては正しかったと思います。それが色々ないきさつでどういう事情があったのかわかりませんが、次の段階での話では基本的には組織標本だけで話がどんどん進んでしまいました。前壁には肉眼では癒着はないと判断されたにも関わらず、更にたくさん作った標本の顕微鏡の所見から胎盤の絨毛組織が子宮の辺りにあるぞという感じで、そこらへんから全部癒着胎盤ありとされてしまったようです。

癒着胎盤あり、なしと、出血の問題は別です。そうすると、出血の説明がどうしてもできない。その時に弛緩出血とか後壁で子宮収縮などを考えればよかったのでしょうが、前壁の癒着胎盤と考えた部分が帝王切開の切開部になっていると考えると、癒着胎盤部を傷つけたのが大出血だろうと。それは、本当に組織所見だけから話が暴走してしまっています。その前に加藤先生とお話をされていたら、やっぱり違った結果になっていたと思いますけどねえ。

ヤツデじゃないよ

安福　そのお話を聞いて思い出すのがS先生の公判廷での衝撃的な証言です。帝王切開をした部分に胎盤がなかった、そこには確かに胎盤は無かった、と。そこまでは良かった。じゃあ、ここに胎盤がのっかっていなかったということでいいですかと追い込んだら、それでも彼は、切開の上と下に胎盤があったと頑張ったのです。あなたは、今、切ったところに胎盤は無いと言ったじゃないかと言っても、たまたま無かっただけ、上も下もあったと言う。こうやってくっついていたと絵を描くのです。僕は思わず、ヤツデじゃないよと怒ったら、検事から収縮したから当然だと言い返されたので、ふざけんなとそこでやり合ったんです。

どうして彼はそこまでこだわったのか。理解を越えてしまう。

中山　組織だけから癒着胎盤だと思い込んで、そこに絨毛がちょっとあるだけで、そんなところから大出血するところは一切前壁には無い。例え、それが軽い癒着胎盤を表していたとしても、そこで大出血はまず絶対に起こりえないような、バラバラと絨毛があるだけです。

肉眼は見られたわけですが、どうして組織だけで話をしてしまって結論をつけてしまうことになったのでしょうか？

安福　そういう意味で先生が執刀医、あるいは、臨床医の話が大事だとおっしゃったのと、S先生がそういうのを一切聞く耳なしという極端な違いが、この鑑定の極端な違いと重なっています。

加藤　前壁の絨毛ですが、子宮を摘出する時に出血しないようにということで、子宮の中にガーゼを充填していました。宮本先生にけっこうギュッと圧迫してもらっていて、それで飛んだのかなと。

中山　それでグッとね。

加藤　とにかく詰め込んで、その時に散らばったりはすると思います。

安福　絨毛が子宮内を飛び回る状況は、いくつもいくつも考えられますね。標本を作る時のアーチファクトもありますし、色々な要素が複雑に絡んでいた。しかも、卵膜に残っていた退化絨毛も出てくるということ。

中山　それも入っていた標本があったと思いますけれど。

安福　もう少し加藤先生の話を丁寧に聞く姿勢を持ち、話をしたり、カルテを見るなり、術後経過を見るなりすれば、もうちょっと違った印象、ましてや胎盤の写真はカルテに綴ってあったのですから。

中山　それを見ていればね、まちがった結論はないんですけどね。

周産期や胎盤の病理のことで色々なカンファレンスに行くのですが、20～30年前に僕が胎盤病理を始めた時には全国で胎盤病理検査をしているところはゼロに近かったのですが、今は半分とか、かなりやられつつあります。今回も胎盤の病理検査はされてないのですが、胎盤の病理検査がこういう大事な時には絶対必要だという認識が、まだ全国的ではない。

安福　半分とおっしゃったのは、癒着胎盤の事例の半分？

中山　一般的に必要な胎盤の検査をしているかどうかということです。

加藤　子宮は病理検査をするのですが、胎盤は写真を撮って捨てます。捨てるというか処理業者に渡す感じです。

安福　卵膜も最初分からなかったけれど、これをスーッと引っ張ってくると一つの包みみたいなものになる。

中山　スルッと出た場合は、向こう側に包むと子宮の大きさを再現できるわけです。子宮全体を膜と一緒に覆っているわけですから。もう1枚胎児側の写真を見ると、赤ちゃんが入っていて、この辺の膜でくるめば子宮のその時の大きさになるというのが基本です。

それで僕もこの写真では卵膜が少ないのと違いますかと先生に言っているのですが、クルクルと巻いているからで、もうちょっと膜があるのだと思います。あるいは、切る時に子宮の中に胎盤がちょっと残っていなかったのかなというのが私の質問やったですけどね。

安福　加藤先生、どの辺からはがしたのですか、後壁の方からですか。

加藤　ちょうどはがれてきたので、そっちのほうからはがしてきて。最初、収縮が悪かったので、通常、胎盤を取り出す時はへその緒を引っ張るのですが。

その時にちょっと収縮が悪かったのでメリメリと内側に子宮が嵌頓するところでした。

安福　くっついている感じ。

加藤　収縮が悪かったということもあると思います。

安福　両面あるのですね。

加藤　両方あると思います。

安福　臍帯を引っ張った時にはがれないこと自体が癒着の証拠だというのが検察側の主張の一つの柱で、そこで子宮摘出まですべきだったという。

加藤　へその緒を引っ張ったくらいで内反するぐらいですから、へその緒の場所もそんなに低い位置ではないはずです。体部のギリギリ内反するかしないかくらいの話だと思いますけれど。逆にいうと、前壁の下のほうは胎盤もちょっとしか掛かっていない。

中山　ここは副胎盤ぽいかちょっと分からないです。前置胎盤は、けっこう大きくて薄い胎盤にはなる傾向があります。

病理医は検察のストーリーに踊らされたのか

安福　中山先生、今日、加藤先生と直接お話しになって「ああ」と思われたこと、ありますか。

中山　最初に病理所見が出た時には後壁だけだったということで、それでいいのかなということでしたが、その次に検察に呼ばれてS先生が次のを出す前に加藤先生と接触しなかったのかなあと。そこのところが、やっぱり、病理は、基本肉眼観察が大事で、もちろん組織所見は大事ですが、臓器を取り出す前の状態も更に重要です。身体の中での子宮と胎盤との位置関係などは産科医はよく分かっていても、病理医には分からないですから。今日、お聞きするまで卵膜がもっとあったのか、あるいは、卵膜がちょっと子宮に残っていたのかは聞かないと分からないので、何故接触されなかったのかと。大学と離れていたことなのかねえ。

安福　もう一つの可能性として検察から接触するなと止められていた可能性があります。ひょっとしたらS先生は一切接触しないようにと言われたかもしれません。S先生を擁護するわけではないけれど、逆に、全然関係ない産婦人科の先生に、こういう時はどうなんだろうと聞いてほしいです。

中山　ねえ。

安福　癒着胎盤の経験のある先生をそれなりに探せばいらっしゃるはずだし、同じ大学の中にだって産婦人科の教室の方がいらっしゃるし、学生時代の仲間に聞いたっていい。それをしていただいてもよかったし、最低限、それをやってほしかったと思います。中山先生はそういう考え方を持っていらっしゃるのに対して、S先生は、ある意味、極端に自分の殻に閉じこもっているというか、自分のタコ壺に入ったきり出てこないという感じもします。法医学であれ病理であれ、幅広く色々な臨床の先生へのヒアリングを徹底してほしいと思います。その思いは、実は先生の時から深くありました。それを法医の世界で実践していたのが吉田謙一先生（前東京大学教授）です。

中山　癒着胎盤以外にも胎盤をはがす時には大出血する他の病気もありますし、癒着胎盤がそれほど出血しない場合もあるやと思います。だから、別問題ではないですが、程度に応じて出血はしますが、出血ということと癒着胎盤は見方が違います。少なくとも組織で「あ、ここ出血したな」とは分からないのです。よほど大きな血管がバチッと切断されている標本はありませんし、切断されているのであれば肉眼で見れば分かるのですから標本を作る必要もない。ですから、組織だけで見てそこが大出血だということは言えるものではないですね。そこを全部頭の中で癒着胎盤というものが、こことここの間にあったろうと、そこは自分の推測をえらく本当のように言うてはるんで、なんでそこに考えが進まれたのか分からないですね。

安福　先生の今の話を私なりに解釈すると、癒着していることは、子宮が収縮しにくい。収縮不良を起こす。弛緩した状態だから弛緩出血というのが出産後の出血には一番多いのですかね。

中山　産科でいう弛緩出血という診断で子宮音標本はよく提出されますが、病理のほうでは、それは分からないです。

安福　ということですね。

中山　はい。

安福　弛緩出血は病理では分からない。でも、加藤先生たちから見れば弛緩している状態は出血が止まらないと受け止められますね。だから、はがせ、はがせとなるわけで。

中山　ただ弛緩出血状態があることを理解していますが、標本上では、これがあるから弛緩出血であるだろうとは言えないですね。他に明らかな出血原因が何もなかったら、結局、弛緩出血ですねという感じに。

安福　もう一つS先生があういう暴走的な供述をした大きな理由は、おそらく検察が誘導したと思っています。

中山　たぶん。

安福　そういう意味では彼も犠牲者かなという気がする。

中山　クーパーで、それが否定されましたもんね、途中の段階でね。

安福　検事がクーパーの話を先生にどう聞いていたかも知りたい。お聞きになっていて、非常に印象的だったとかびっくりされたことがありますか。

病理と臨床が連携動していれば

安福　普段、産科医と病理医の意見交換会などの機会はないのですか。

加藤　無いですね。大学病院に勤めている時は婦人科の手術をした時に切り出しに立ち会っていましたけれど、通常、外の病院にいる時は、合同切り出しはしないですね。

安福　顕微鏡で見るために標本を作る作業を切り出しと言います。まして、病理診断の途中で聞き取りが来るとか、質問が来るとかはまず無いですね。

加藤　無いですね。

安福　本当は、中山先生がおっしゃるように、できる限り診療経過に対して病理診断をする先生、法医学的に解剖する時にもぜひやっていただきたいと私は思います。

中山　大学に持って帰るのですか、それとも大野病院に当番の人が来られるのですか。

加藤　大学に持っていってもらいます。外注みたいに。

中山　それがもう一つ悪いですね、きっと。それなりの検査室の技師さんがいて、そこへ病理医が来て切り出しをするのならまだ話ができますが、持って帰ってしまったら外注と一緒ですね。

加藤　県内はほとんどがそういうシステムです、大学以外は。

安福　全国、そんなものではないのですか。先生の大阪は違いますか。

加藤　病理医がいる病院はやっていると思いますけれども。

中山　僕が昔、横浜のこども医療センターにいる頃のことですが、港湾病院には技師さんがいて、週に何回か病理医が行ってそこでやっていました。そういう所もあるでしょうが、それでもないんですね。

安福　例えば、福島の場合、そういう方向性で病理と診療現場とのある種の情報交換や連携という動きは、今後のことを考えると必要な気がするのですが、福島で少し始めていただくことは可能でしょうか。簡単ではないでしょうが。

加藤　10年前と一緒ですね、現時点では。

安福　これから事故調査委員会制度が本格化すればするほど、病理や法医がかかわってくれば面倒くさいことになりますが、ここをきちっとさせておかないと、頓珍漢とはいいませんが、ちょっとズレてしまったり、あるいは重大な見落としや見間違いが起こるのではないか。そうすると、臨床の直接の当事者である執刀の先生や主治医の先生からすると、自分のあの時の感じとは違うようなという違和感を持った病理診断結果を元に事故調査委員会が動いてしまうというリスクが、今すごく問題になっていくのではないか。それが私の危機感です。その辺が事故調査制度のところでしっかりと議論されていないことが気になります。

そういう前置きのうえで加藤先生にお聞きしたいのですが、当然、S鑑定をご覧になった時「なんだ、これ」という違和感を強く感じられたと思うのです。前壁に掛かったと言えば、誰だって違和感を持ちますが。それに対して中山先生の鑑定結果を加藤先生にすぐご覧になっていただきましたが、中山先生の病理鑑定の結果をお聞きになった時にどういう印象を持たれましたか。

加藤　納得できる。失礼かもしれませんが、僕から言えば、普通の鑑定だったなと。

安福　ご自分の臨床時の感触をそのまま再現されている内容だったということですね。それを元に事故調査のある検討や研究が行われるのだったらいいけれど、S先生のように自分の意識とまるで違うものが出てきて、それを前提に事故調査だ、究明だと言われれば、それは話が違う勘弁してくれよと、当然なりますよね。

加藤　はい。胎盤も切ってないし、超音波で前壁にも胎盤は全くなかったですし。

安福　手術で帝王切開、メスを入れる前にプローベを当ててらっしゃる段階のことをおっしゃっているのですか。

加藤　それもそうですし、その前から……で前置胎盤はあるけれども子宮切開創より下のところにしか胎盤はないわけで、上には絶対になかったので。

安福　術前の複数回にわたる超音波検査で前壁に胎盤がないことは確認しておられたし、さらに、お腹を開けてさらにプローベを当てた時にも再確認されて、それで切開されて、更に切開した後に指を入れられて確認されていますよね。

加藤　はい。

安福　胎盤が無いのはここで確認していますね。

加藤　はい。

安福　そういう先生の術中のご自分が身体で感じられた感覚が、中山先生の病理診断では正確に再現されているということですね。S先生のは、そこに胎盤があったと頑張られるわけだから、違うだろうということになるということですね。

加藤　はい。前壁には無いですからね。前壁の話が出てきたこと自体がおかしいですから。

医学情報は、司法の世界に入ってしまうと出てこない

中山　SIDS（乳幼児突然死症候群）の色々な学会で法医の診断が本当に誰にも聞かないで教授一人でやっているのが問題視されていて、最近は、京都大学ですが、ようやく法医の解剖の例であってもカンファレンスをしたりとか、時々、そういうところが出てきていますね。まだ、ほんとにごくわずか。

安福　東京の場合ですと、三多摩のほうに子どもセンターのようなところ、そこでもSIDSと思われる幼児が出ると。当然、分からないから監察院に送るわけです。1回も回答が返ってこないそうです。結果が。

中山　それがふつうですね。

安福　だから、ＳＩＤＳだったかどうかの判断すらも分からない。結局、何が何だか分からない状態で全部終わってしまっている。

中山　将来、裁判になる可能性があるということで、回答を返さないのでしょう。

安福　ＳＩＤＳを本当に研究すればするほど日本の少子化対策のためにも意味があるわけです。であるのに、東京の監察医務院はいっさい口をつぐんで教えないわけですよ。話にならないのです。それを彼らは良しとしているし、しかも、臨床現場の東京のこども園の先生方も諦めている、聞こうともしない。聞いてももちろん教えてくれない。何かの拍子に分かることがあるらしいです。

中山　ちょっとひどいですね。

福島で年間６４０人の出産を頑張る

安福　もう一つ言うと、司法の世界で知りたい情報と、病理や医学の世界で知りたい情報が全然違います。先ほど、先生が10年前と仕組み上変わらないとおっしゃっていましたが、つまり、事件後10年経っても、医療、産婦人科を取り巻く環境が変わっておらんということでしょうか。

加藤　さっきの変わってないというのは、病理の先生と一緒にカンファレンスを必ずするシステムは今のところは無いという意味です。産婦人科的には、僕の件と産婦人科の医師不足もあるので集約化が進み、開業医の先生も辞められた方もけっこう多いので分娩できる施設が減っています。リスクがなければ開業医の先生のところでお産してもいいと思うのですが、誤った医療情報を流されたり、妊婦さんたちもネットで色々情報を得ることができるので、リスクが無いにも関わらず安全な所、周産期センターを選ぶということもありますし、そういう意味では10年前とは産婦人科の医療体制的なところは変わってはきましたね。

安福 大きい病院に集中するということですね。

加藤 大きい病院にせざるを得ない。地域でお産できる場所が少なくなっているので。

安福 そういう意味で、それは安全なことですか。

加藤 そこに産婦人科医がたくさんいればいいのですが、そこに集約化ができなかったケースもあるので、しかも、福島県の場合は震災もありましたから。医師本人は、震災が原因で福島から離れることは無いと思うのですが、ご家族が福島に住みたくないと言われれば一緒にいなくなるケースもあります。未だに単身赴任で頑張っている先生もいますけれども医師は減ってきていはいます。集約化はしているけれども集約化した病院に医師がたくさん集まっているかというと、しっかりは集まってはいないという福島県の状況はあります。お産は一人の産婦人科で年間130人くらいを取り上げるのがちょうどいいと言われています。実際は、昨年常勤二人体制で640人でした。大学にも時々手伝いにはきてもらっていますので、2・5人で。そういう環境ではやっていますけれど。

安福　福島はみんなそういうようなものですか。

加藤　うちよりも忙しい病院もありますね。

安福　福島以外、全国どこでも大丈夫かというと決してそうではない。神奈川なんか聞いていると可哀想なぐらいに出産する場所がないし、東京だってけっこうひどいです。

加藤　神奈川、埼玉は産婦人科医が少なかったりします。東京に集中していると聞いています。

安福　確か、先生の事件をやっている時に横浜の堀病院事件がありました。そこは警察が入って大騒ぎになりました。助産師の資格がない看護師が内診をしていたことを保助看法違反というかたちで騒ぎになって。あれは私からすれば、単に施設の破壊工作としか見えないけれど、警察・検察論理からいうと、あれが正しくなってしまう。

だからこういう状況を続けていて少子化対策もなにもないでしょと。基本が狂っていると思う。医師の数が絶対的に足りないと思う。先生がおっしゃるように130人体制にするには産婦人科を今の倍ぐらいにしてもまだ足りないのでは。

加藤　いるところにはいるんです。

安福　いるところにいても、先生の所に回ってこないということは、やっぱり足りないのです。

加藤　でも、増えても結局、都会に行く。

安福　偏るでしょう。そうであっても増やさないと。都会だって、ローテ的にみていると皆さん可哀想なくらいに厳しいですよ。私の存じ上げている先生方を見ていると、みんな厳しいですよ。東京だから安心かというと、決してそうではないし。福島よりマシだと言われたら、そうだろうし、せめてそうでなくてはおかしいと思うけれど。

加藤　医師って、あまり自分が大変だという話はしないですね。現状を分かってほしいけれどブツブツ愚痴を言っているくらい。もちろん、国に何かを言ってくれる先生もいらっしゃるんですけど。

安福　緊張がとても多くて大変なのに本当に皆さんよくやっていらっしゃるなと思って。でも何かあったら、医師が悪いということになりがちですね。

加藤　そうですね。

中山　最近は、お産はふつうに生まれて当たり前というような風潮がありますね。決してそんなことはないのですが。

安福　ある意味、日本のお産のレベルが上がっちゃった分、より当たり前になってしまった。

加藤　そうですね、それはありますね。

安福　私が子供時代の妊産婦の死亡率と現在を比較すると桁違いに安全になってきています。そのために逆に死亡すると、お前何かやっていたのだろうと言われてしまう。医師が頑張って自分たちの首を絞めたという訳の分からない構図になってね。

下手をすると有罪になっていたかと思うと怖いですね

安福　加藤先生は、逮捕された時、「こんなことがまかり通ったら大変なことになる」と思ったとおっしゃっていましたが、今になってみて、改めてどう思われますか。

加藤　弁護団の先生方が警察署に面会に来てくださって「世の中すごいことになっているよ」と。そういう意味ではベストを尽くして一生懸命頑張っていたのに、それで逮捕されて裁判になって、あとあと考えると裁判も偏った感じで証拠を出す・出さないで、下手すりゃ有罪になっていたと考えると、司法って怖いなというのがありますね。

安福　しかも、それが同じ医師の仲間のどなたかが作成した意見書や鑑定書が決定打にされるわけです。では、その意見書や鑑定書がどの程度信用できるものかといった時に、中山先生はこの世界、日本で1、2番の方と信じて疑わないし、それだけの実績をお持ちです。しかし、そういう方をあらゆる分野で探し出すのは並大抵のことではない。まさか、この事件は日本中の医師が立ち上がったし、学会も本気になってくれたから、色々な方々にお願いができたけれども、そうではなくて間違った鑑定で間違った判決で、そのまま有罪扱いにされている先生方もいっぱいいるのではないかと気になっています。それをどう防ぐかを考えていかなくてはいけないのにと、いつも思っています。今回、この本を何としてもまとめたいと思った理由は、これを何らかのかたちで一般の人たちに伝えたいというのが一つと、もう一つは医療者の人たちにここが肝だからこの点に気を付けてということをどうしても言いたかった。その二つがポイントでしょうかねえ。

いくら冤罪だといっても自分が犯人でないという証明はできないのです。そういうものがあらゆる場面にあって、せめて医療の世界で医療者が医療者を罪に貶めるようなことだけは止めてほしいと、いつも思っています。許せないような医師も確かにいますよ。そこを考えると、中山先生がさっきおっしゃっていた臨床の方々との十分な情報確認、交換をあらゆるこういう問題に関わる先生方にお願いしたい。臨床の先生方も同じ臨床の中で鑑定意見をたくさん出されています。それこそ脳外なら脳外の先生同士で書かれることもあるし、循環器の先生同士で書かれることがいくらでもあるので、ちょっと専門がぶれると、もう分からない。例えば、私たちから見ると病理の世界は病理の専門家です。でも、病理もあらゆる分野があるじゃないですか。ほとんどの病院にいらっしゃる病理の先生は、ガン細胞を見つける病理であって、それ以外の病理をやっていらっしゃらないじゃないですか。大学にいる病理の先生も実は、かなりガンに特化していて、その経験は豊富だけれどその他のことはよう知らんみたいなことがあるのではないか。そのことが実は大きな事件を生んでいるのではないかと。

医学の世界と司法の世界との考え方の違い

安福　先生の反対尋問を聞いて、実は検事が立ち上がってしゃべり出した時に「こいつ、アホか」と思ったのは、先生の鑑定書の書き方のスタイルが「1、」と書いていたのが、点が無いとか、どうでもいいことに延々と時間を費やした。

中山　1回目と2回目が違うので誰かに書いてもうたんのとは違うかと言われましたよ。

安福　先生以外にあれだけ専門的な深い話を語ることも書くこともできるわけがないのに、点が付いているとかいないとか、字のスタイルが違うとか、ポイントが違うとか、「どうでもいいことを聞くな」ということを延々とやるのです。ああいう情けないのは止めてもらいたい。

中山　他で色々鑑定に行った人がもっと、もっと侮辱されて嫌になったという話を最初に安福さんに聞いていました。僕はそれほど気にはしていなかったのですが、それでも、何か、はめられたと。

安福　先生は元気だったから、むしろ私は途中で楽しんでいましたね。

中山　後から、大阪弁が良かったとツイッターに書いてましたよ。

安福　先生が検事から反対尋問を受けていながら余裕を失わず慌ててなくて、非常に落ち着いていて動揺を全く見せなかったので、申し訳ないけれど楽しんで聞いていました。先生は見事にかわしていくし、見事に向こうをギャフンと言わせるし。それを聞いていて非常に心地よかった。あの時、どんなことを覚えています。

加藤　淡々とふつうにお話しをされていて、しかも、真っ当なことをお話しされているのに「何で、そこを突っついてくるのかな」という思いを持ちながら聞いていました。

安福　検事としてもS鑑定を崩されていたし、中山鑑定が通ってしまえば自分たちの足場が無くなるので、そういう意味では必死だったのだろうと思います。でも、専門知識が無いから食いつきようがない。そうすると、しょうがないからどうでもいいところで喧嘩を売るみたいな悪循環だったような気がします。

加藤　イメージ的には先生は温厚な方と見ていたのですが、よくこんな質問で怒らないなと思いながら聞いていたのは覚えていますね。

中山　もうちょっと思い出してくればよかったのですが。1番目の検察の方は貶める感じで、それなりに意味があったのでしょうが、公判の最後のほうに質問する検察官が変わって、答えにくい質問もなく、質問する本人の方が内容を理解していないような印象でした。でもこれで尋問もやっと終わったなという感じがしましたけどね。

安福　最後に、加藤先生、冤罪事件を防ぐ希望というか、後輩たちに。

加藤　医学と司法は別物ですので、まずはシステム的なところでしょうかね。医療事故は裁判にはならないようにするとか、そこが先ずです。僕がちょっと失敗したなと思うのは、医師なので、あの時こうすればよかったなという思いを持つものです。それを取調べの時に話していたりもしていたので、その話はすべきではなかったなと。

安福　警察からみると、間違っていたことを認めたことになる。でも、医療の世界は間違っている正しいでなくて、試行錯誤の中でもっとこっちのほうがいいのかな、こういう工夫があるのかなという意味ですね。でも、検察は間違っていたと認めたなと。

加藤　こういう手はなかったかなと色々後で考えるわけですが、そういうのは言ってはいかんのだということを。

安福　それが文科系の考え方と科学的理科系の人の考え方の違い、文化の違いといっていいと思います。先生が昔、あるシンポジウムの時に理科系と文科系の違いが問題だとおっしゃったじゃないですか。あれは正しいと思いますが、大阪の後藤先生は、あれは間違いだ、体育会系との違いだと言って爆笑でした。まさに警察や検察組織は体育会系だと思いますが、体育会系的な正義感みたいなところで無理偏にげんこつみたいな、そういう感覚があって。先生の取調べもそういう傾向があったかなと。例えば、加藤先生が取調べの時に常に弁護士の同席を求めていたらどうなっていたか。様子はずいぶん変わっていたと思います。アメリカのドラマで弁護士を呼べと言っていますが、あれは世界の常識です。弁護士が来ないと取調べができない。被疑者がいいと言わない限りは、弁護士の同席していない限りは取調べができない。日本では、弁護士呼べと言っても、接見時間は10分だぞ、で終わりかねない。加藤先生にどれだけ接見しても、せいぜい1時間とか30分とか。最大どのくらい接見していました？　1時間やってないでしょ。

加藤　1時間もないです。

安福　あり得ないでしょ。頑張れるだけ頑張れと言っていましたが、警察が時間ですから止めてくださいとか、次が待っていますとかで。もっとすごくなってくると検事が接見指定というのをやります。10分とか15分間で時間指定をしてくるのです。検察官が会う時間さえ指定できる国です。だから世界で日本の刑事司法は中世だと言われてしまう。

医師が不当に逮捕されないためには

安福　大野の時は、ふだん自分の考えを表明しないであろう医師たちが一斉に立ち上がって声を出したわけですね。それはそれなりのインパクトがありました。やはり、当事者たちが声を出していくことは大切ですね。

加藤　10年前と変わった点は、各科の様々なガイドラインができたので、医療の標準化というのも変ですが、ある程度、ここまでこういうやり方でやろうというのが出てきているのは、自分なりの殻に閉じこもってやっていた医師にとってはガイドラインを元にしてやっていればいいのだという使い方もできます。そこを越えるのであれば、何かしらの文献を持ってきて色々調べて診断治療することもできるので、ネットで様々なガイドライン集めをしているのですけれども。

安福　ただ、ガイドラインを盾に起訴された医師もいて、結果的に無罪になったのが神奈川県立がんセンター事件です。あれはまさにガイドラインが起訴の決め手になった。なによりも。ガイドラインを守っていればといっても守れない現場がいっぱいある、現実に。

加藤　そうですね。

安福　守らないとそれを特定の医師の責任にしてしまう。ガイドラインはある部分、目標管理だったり、もしくは将来に向かっての希望だったりする場合があります。学会だって建前の世界があるから、この場合はいいよとは書いてないわけです。臨床というのは、どんな場面でどんな事象が起こるかは分からないのだから、それを一切合切無視して全部ガイドラインに押し込めるというのは限界があると思っています。しかも、それの判断をできるのが実は臨床医しかいない。

加藤　そうですね。

安福　だから、臨床医には一定程度の裁量の幅がある。それも業務の範囲内でしょと言いたい。でも、救急の世界や急変した場合や、あるいは医療者の数が極端に足りない夜中に急変した場合とか、そういう時にガイドラインではどうしようもないし、第一、ガイドラインが全部頭に入るのかなと私は思います。

加藤　妊婦さんがいろんな合併症を持っていたりするので、その関係するものは大体目の届くところに置いてあります。

安福　最近、お母さん方の病気は大変ですね。脳出血なども多いですね。

加藤　当院での脳出血症例はここ最近だと5年ちょいで2例ですね。血圧が高めの方は、気を付けていても発症することはあります。脳外科、神経内科のある大きな病院にすぐに搬送してしっかり診ていただいて、障害は一時的な健忘があったくらいで、大丈夫だったのですが。

安福　実は、もっともっとお聞きしたいことがあるのですが、今日は、新たに学ぶことや知ることができたことがいっぱいありました。中山先生に教えていただいたことを私が十分に咀嚼できていなかったことがあって、本当に先生ありがとうございました。

加藤先生、毎度同じ話でうるさいなと思うこともあると思います。でも、今日初めて語っていただいたこともありますね。

加藤　そうですね。

中山　今日は、印象深いお話を聞くことができました。

胎盤の写真についても卵膜は欠損しているようにも見えたのですが、写真に撮る時に巻かれた形で欠損にみえることなどもよく理解でき、以前には、膜様胎盤など考慮の対象としていましたが、あの議論は必要なくなりました。

胎盤の位置も思っていたのと異なり、問題とされた部分は、エコーでも肉眼上でも全くかかっていないということも驚きでした。前壁に癒着なしの診断に全く間違いはなかったと安堵するとともに、先に聞いておけばもう少し、余裕を持って診断も、証人尋問にも対応することができたかなとも思いました。

子宮内に止血のためにガーゼで強く押さえつけていたというのも、よく理解できました。おそらくこれが組織所見で、前壁癒着という誤診をされることとなった最大のものと思いました。改めて、前置胎盤の組織診断に注意事項として考えるべき必要性を感じました。

安福　そうであればありがたいし、本日の鼎談をして良かったと思います。そのうちどこかで新たに語る機会があればと思っています。今日は本当に充実した時間をいただいてありがとうございました。

（２０１６年8月6日　於・安福法律会計事務所収録）

あとがき

平成28年4月28日、最高裁判所は、産科医療に関するある損害賠償請求事件につき「上告棄却、上告を受理しない」と決定、原告全面敗訴が確定した。

事故は、平成18年9月、島根大学医学部付属病院。通常分娩が困難を極め、帝王切開にて児の娩出となったが、子宮は破裂により摘出。児は低酸素脳症による重い後遺症を負った。大学病院側は、調査委員会を立ち上げ、その結論に基づき、病院長は記者会見の席上、過失を認め謝罪した。患者家族との示談交渉となった。

しかし、当事者である産婦人科教室は、教授をはじめ、事故調査委員会の調査の進め方やその結論に強く異議を唱えていた。謝罪の記者会見は同教授らに通知なく行われた。その後、示談交渉が頓挫したことから、家族側は提訴した。

結果は、1審松江地方裁判所、2審広島高等裁判所松江支部、いずれも過失はないとして請求を棄却。その上告審の決定である。医療事故調査委員会の結論は、裁判所によって否定された。

民事、刑事の違いはあるが、大野病院事件とよく似た構図である。

患者家族側は、受け入れ難い結論であろう。病院長の謝罪記者会見や示談交渉が行われたのは、過失を認めたからにほかならない。それが、裁判では一切認められなかった。患者家族は、事故調査委員会によって翻弄された10年であった。事故の真相を究明し、それを知ることも、もはや叶わないであろう。事故そのものだけではない二つめの苦痛である。

他方、産婦人科教室のスタッフや教授は、裁判上は被告にこそなってはいないが、事実上約10年にわたり被告の立場を強いられた。刑事事件ではなかったとはいえ、その心中は察するに余りある。

結局、これら両者の苦痛は、全て事故調査委員会報告書がもたらした。

大野病院事件などと同じである。そして、大学病院側は、事故調査委員会報告書と判決との齟齬について適正な検証を行っている気配は、寡聞にして認められない。

それでよいのであろうか。

この事件の報道は、地域メディアに限られており、全国的には知られていない。同様に、全国には、知られていない事故調査委員会報告書による島根大学病院のような事態が起きてはいないのだろうか。

たとえ裁判に至らなくとも、事態の解決のためとして、医療賠責保険の支払いを図り、それがために報告書の結論が歪められたとしたら、冤罪まがいの犠牲を強いての方便であり、保険金詐欺ともなりかねないだろう。事故調査委員会関係者の道義的責任は重い。

多くの場合、事故調査委員会関係者は、事故の再発防止を目的とし、過失責任を問うものではないと言われる。そうならば、事故調査委員会報告書と判決との齟齬について検証し、誤りを認めるならば、同時に、その誤った結論に至った経緯について徹底的に検証するべきであろう。まさしく、誤った事故調査委員会報告書の再発を防止するためである。

現状の医療事故調査制度は、数多ある事故調査委員会報告書と判決との齟齬を見据えた検証をしたものとは評価しがたい。直接の当事者は、専門家領域におけるその途の専門家であり、誰よりも、その事件の実情を知る。その説明（事情聴取）を真摯に聞く耳を持つ、傾聴する姿勢でリスペクトを持った聴取をする仕組みとはなっていないからである。

今のままでは、患者家族の医療者への不信は募り、そうなれば、医療者は、リスクから遠ざかることになろう。

専門分野の専門家に対する一般社会からの信頼感や崇敬の念が失われた社会に未来はない。専門家の社会に対する責任は重いが、それと同等に、われわれ一般社会人は、専門家に対して不当な対応をとってはならない。その基本は、人権的配慮と対応であり、その心がけである。

その一端として、司法も、医療事故調査制度をより良き制度へ導く役割を如何に果たすかが問われよう。

本書の企画は、平成21年初頭に遡る。その後、幾度となく挫折を繰り返してきた。膨大な資料を整理し、構成を含め本の骨格をまとめていただいた幼なじみの小川陽子さんの力なくしては、この企画が日の目を見ることはなかった。出版しましょうと言い続けてくれていた宮下研一さんからの、いい加減にしてください、との一言が筆者の背中を押した。最後は編集部の西田薫さんに面倒を掛けた。有り難うございました。

大野病院事件の主任弁護人平岩敬一先生には校正に至るまでご指導をいただいた。特別弁護人澤倫太郎先生、水谷渉弁護士を始め弁護団の仲間達にも大変お世話になった。ただただ、有り難く、御礼申し上げたい。

中山雅弘先生、加藤克彦先生には貴重なお話を聞かせていただいた。その鼎談を文章化するには瀬田恵子さんの驚異的な反訳があった。御礼申し上げます。

福島県立医科大学教授藤森敬也先生、弁護士の藤井成俊先生、梶英一郎先生には貴重なご示唆をいただいた。御礼申し上げます。

心残りは、大野病院事件弁護団を形成した若手弁護士にとっても筆者にとっても勉強の場となった研究会でお世話になった松井道彦先生、大野病院事件裁判において産科医療についてご指導をいただいた福島県立医科大学前教授佐藤章先生、麻酔科領域についてご指導をいただいた帝京大学病院元院長森田茂穂先生のお三人である。既に他界された。残念でならない。感謝を込めてご冥福をお祈りしたい。

大野病院事件は、多くのことを学ばせてくれた。筆者自身、この10年間、この事件を通じて学ぶことの連続であったし、今後も、様々な検証が行われるに値する諸問題があると感じている。

その意味で、司法の面でも、医療の面でも、この大野病院での妊産婦さんの死亡事故が契機となって、今後多くのことが検証され、それは社会に還元されよう。それは、亡くなられた妊産婦さんの犠牲があってのことだ。それを忘れてはならない。心よりご冥福をお祈りしたい。

合掌

平成28年8月28日　安福謙二

なぜ、
無実の医師が
逮捕されたのか

医療事故裁判の歴史を変えた大野病院裁判

2016年9月29日　第1版第1刷発行

著　者　安福謙二
発行人　宮下研一
発行所　株式会社方丈社
〒101-0051
東京都千代田区神田神保町1-32　星野ビル2F
Tel.03-3518-2272／Fax.03-3518-2273
http://www.hojosha.co.jp/

ブックデザイン　アルビレオ
印刷所　中央精版印刷株式会社

ISBN978-4-908925-01-6